U0111844

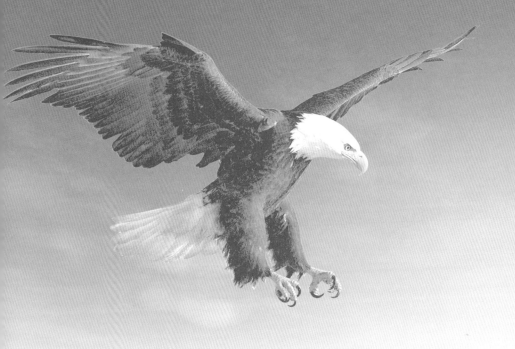

大展好書　好書大展
品嘗好書　冠群可期

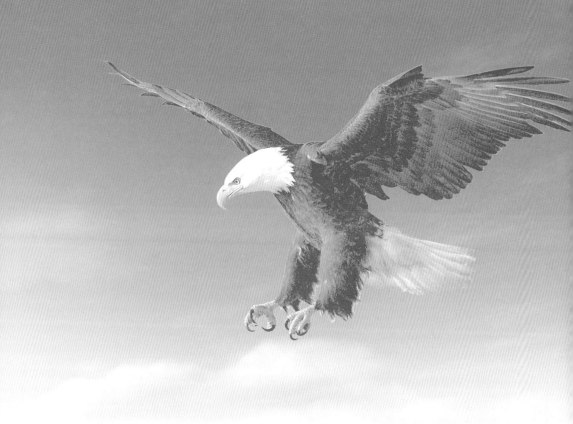

大展好書　好書大展

品嘗好書　冠群可期

合氣太極 2

太極氣功與書法

王羲之書法中的養生能量學

林明道◎著

大展出版社有限公司

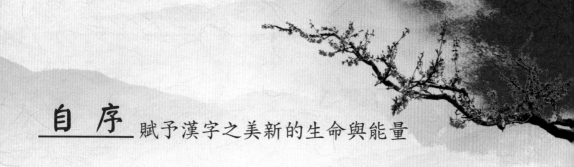

自 序 賦予漢字之美新的生命與能量

練氣養生是新世代的顯學

戰後嬰兒潮在20世紀引導了許多世界潮流，這群人出生時造成產科醫院的不足，受教育時造成各級學校的不足，娶妻生子時造成房屋的供應不足……所經之處，世界為之改觀。現在這群引領世界脈動的人群都已經到了退休年齡，他們許多都受過良好教育，手上仍掌握大部分經濟的脈動，他們不滿足於傳統含飴弄孫的老年生活，而追求多采多姿的健康養生活動。這類智慧型養生人口的大量湧現，又造成了一個新的潮流──大家都想找自然、健康又有效的養生活動。於是中國享譽數千年的養生文化，再度引起了全世界的重視。

每一種養生活動皆有其特色與功效，但最有中國味道，讓人一眼就看出是屬於中華文化的，莫過於書法與太極拳了。這兩種養生活動一文一武，分別地代表了中華數千年養生文化的精華。若能再把兩者合而為一，其效果將是倍數的成長，因為在寫書法時，可以同時獲得氣功、導引、書法、太極拳等各大養生功法的

效益；又有修心養性、培養藝術氣質的優點，將是最佳的養生之道。自古以來想要落實這個理想者何止萬千，但此學問涉略太深且廣，許多人窮其一生仍無法突破其中一門的關隘，更何況兩種文化精華的融合？

筆者有三十餘年的電子工程背景，又有二十餘年的太極武學底子，期間還花了十個春節年假參悟易經、八卦的奧秘，才能僥倖地探索到太極拳與書法兩大文化精華的基本元素，又花了近兩年的時間，終將兩者融合，一舉突破了它們個別的重大關隘，並產生了神奇的互補效果。

太極拳與書法這兩大系列的理法與教學文獻，在愛好者的書房裏，可能早已經塞滿各個角落了；但兩者皆博大精深，又因有部分要訣失散而產生了斷層，修練者很容易遇到特定的關隘，以至於大部分的愛好者無法獲得完整的效益。「太極易象書法」就是要協助讀者突破這些關隘，為太極拳找到了進階的快速途徑，也為中華文字之美重新注入了練氣養生的能量，同時為全世界日益嚴重的銀髮族養生問題，提供了一個極佳的解決方案。

本系列書籍將會深入探討：

一、透過衛夫人與王羲之師徒間授課的內容，解讀王羲之家族一脈相傳的獨門秘訣。

二、將太極的勁法融入筆法中，讓寫字時筆筆有勁，同時結合了大自然的靈動與神采，可以一探大師的書法意境。

三、熟練丹田的基本運作，將自身的內勁轉化為筆法的提

按、使轉，充分發揮人筆合一、書法藝術創作的特性。

四、熟練「以意使氣，以氣運身」的太極氣功心法，加強寫書法時修心養性、練氣養生的神奇功效，對習練者的健康有極大的助益。

五、將運筆的提按、使轉，轉化為太極拳十三勢勁法，成為太極拳進階的練習方法，賦予書法為文武雙修的新境界。

六、將鬆柔執筆的手法與運筆的輕靈貫串，轉化為太極拳「沾、黏、連、隨」功法，成為鬆柔太極的先修功法。

本書並不是休閒的讀物，而是一本練功心法，所以讀者也不要以為隨便翻翻，就能修正您長時間養成的不良習性。一定要經過身體力行，把它養成寫書法或練拳的習慣，並持之以恆，才能達成練氣養生、文武雙修的神妙境界。

也因為是整體性全新的概念，讀者一次要翻轉許多概念也不是那麼容易的事，建議讀者先略讀一遍，知道每個章節的大概，再從自己比較有領悟的章節來仔細研讀，將會更容易了然於胸。

本書我盡量寫得淺顯易懂，但筆者資質駑鈍又文筆生澀，實在無法將這些浩瀚如海的中華養生文化精華完美詮釋，尚祈讀者見諒。限於篇幅，部分書法武學的功法與應用在本系列其他書籍另有解說，建議有意深入武學修練的讀者另行買來研習，或造訪當地合氣太極的道館、研究室；能有一群志同道合的朋友一起練習，是快速進步的重要因素，應當會很有助益。

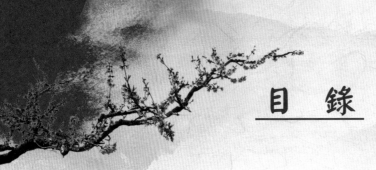

目　錄

太極氣功與書法
太極易象書法養生術

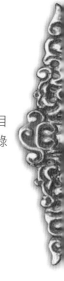

目錄

第一章 太極氣功與書法

第一節　書法基本認識

　　文字是用來溝通、記載與傳承的工具，所以文字的成熟度、精準度與藝術性也是一個民族成長與強盛的紀錄與表徵。文字書寫時必須兼具速度、美觀與個人化的需求，所以要統一性、實用性、方便性與藝術性四者兼備，還需要環境的配合，才能為廣大的民眾所接受。秦始皇也知道文字的重要性，故在統一全國後，就極力於整個帝國文字的統一。但我們從秦始皇極力推廣小篆，民間卻快速地流行隸書即可看出，文字缺了前述的四大特色之一皆很難廣為傳習。

　　隨著毛筆製造技術的成熟，文人們極力地探索毛筆的特性與功能，漢字書寫的方式因而逐步演化，到了魏晉南北朝時，就發展出許多不同風格的字體，有端正的楷書、狂縱奔放的草書、飄逸抒情的行書、也有幾近繪畫的藝術字體……，各有各自不同的特色與美感，如今廣為流傳的書法字體計有篆書、隸書、草書、

楷書、行書等幾大類。

到了宋朝印刷技術已經非常發達，因雕刻與辨識的需求，又有了印刷專用的「仿宋體、明體」。到了近代還因電腦科技的進步，以及廣告、印刷的蓬勃發展與學生報告的需求，大家對新字體的需求不斷，於是又有了更多的電腦印刷字體以及各式各樣的創意／花式字體被開發出來。當年筆者所服務的公司就製作有上百套的電腦字型以供普羅大眾使用。

這些電腦科技字體在統一性、方便性與實用性上都大大的超越了毛筆書寫的效果，所以現代的設計師、年輕學子可以很容易的製作出整齊、出色的作品，而不用擔心自己的書法拙劣或多次修改的問題，故為廣大群眾所喜歡。

又清末民初時，西方鋼筆、鉛筆與原子筆等硬筆逐漸傳入中國，攜帶方便又能取出即寫，人們因它們的方便性或便宜價格而大量使用，因而改變了中國數千年來以毛筆書寫的習慣。在這兩大不利因素的夾擊下，以毛筆書寫的時代已經逐漸地遠離了一般人的日常生活中。

毛筆書法是否會有如鉛字印刷般地被淘汰？倒也不是。因為一般的書寫工具以及電腦列印，是無法呈現毛筆書寫的藝術效果，這些硬筆及新科技的字體，如果只拿來記事、寫報告、傳達觀念，那也是綽綽有餘了。但缺少了毛筆字特有的立體感、力道感與大自然的藝術氣息，總是讓人有匠氣的感覺，所以，它們只能取代毛筆書法的統一性、實用性與便利性，卻一直無法抹滅毛

筆書法的藝術欣賞價值。

　　近幾年台灣還流行起鋼筆寫字，以求其療癒效果，但相對於毛筆書法，那真是小巫見大巫，兩者的效果差了好幾個等級。再經筆者將書法與太極氣功、武術的融合，毛筆書法更可以產生文武兼修、練氣養生的神奇效果；這是絕大部分的休閒、藝術活動所無法比擬的，這將給書法帶來新的氣象，也讓世人重新認識這個流傳數千年的中國文化瑰寶。

第二節　古今書法名家多長壽

　　早期中國有「人生七十古來稀」之歎，因為在漢、唐時代，一般人的平均壽命約在40歲上下。但我們卻可以看到在那個年代裡許多書法名家享有高壽：衛夫人享年78歲，柳公權87歲，歐陽詢84歲，虞世南80歲，楊維禎74歲。

　　到了20世紀初，中國人的平均壽命不到60歲，而近代書法家于右任享年85歲、張大千84歲，齊白石、黃賓虹、何香凝、章士釗等均在90歲以上，朱屺瞻、蘇局仙、孫墨佛等更是100歲以上高壽。

　　更令人羨慕的是許多書法名家除了享有高壽之外，他們在人生最後的歲月還能持續創作，甚至意境最高超的巨作在其晚年還持續出現，這是其他行業或休閒活動所無法望其項背的（明·文徵明八十九歲時還能寫蠅頭小字，被視如神仙）。

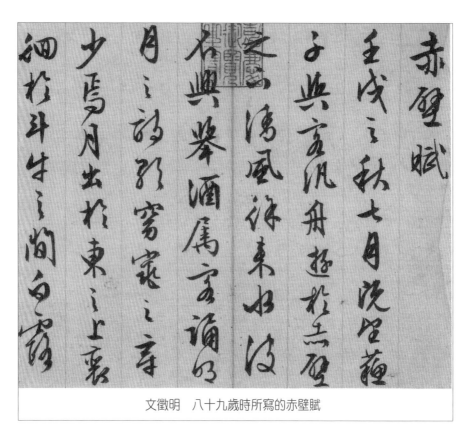

文徵明　八十九歲時所寫的赤壁賦

書法藝術不僅能給人美的享受，從這些例子裡可以明確地知道——寫書法是養生保健的有效方法之一；近代醫學研究統計，在可以使人長壽的二十種職業中，書法家赫然名列前茅。書法有養生的作用，這是不少醫界與學書法愛好者的共識，而且書法除了字體美學與養生效果之外，還有以下的優點：

1. 培養專注力，動靜皆宜

學習書法可以讓人修心養性，培養敬、靜、淨、定的成功特質。

2. 限制條件少

只要有一支筆一張水寫紙就可以修練，要正式一點的就到各大筆莊購買筆、墨、硯台的套裝，也是塞到行李箱就可以帶著走。幾乎是隨時、隨地都可以修練。（筆者朋友到法國玩了兩個多月，回來時反多了一大筆零用錢花，只因帶了一套文房四寶在行李箱裡）

3. 中國傳統文化的薰陶

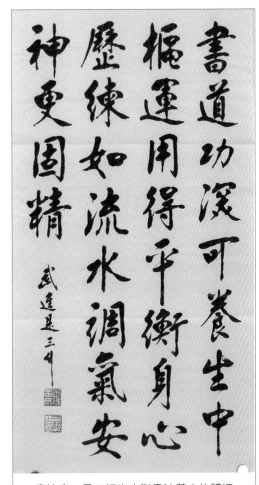

書法家 是三行先生對書法養生的體悟

書法是漢學文化的一支，在學書法的過程中會很自然的接觸古聖先賢的詩詞、墨寶，時時抄寫這些千錘百煉的智慧之語，常常體悟古聖先賢的胸懷與節操，短期的好處是多了寫文章或談話時用字遣詞的題材；長遠來看，則改變了人的心胸與氣質，這種潛移默化的影響是非常深遠的。

4. 老年消磨時間

三五好友齊聚一堂，不用如一般武術般拚個你死我活，更容易結交新朋友。

5. 增加個人工作能力

出國了也可以當成謀生工具，或交友利器，而且形象高雅，社經地位比現在年輕人流行到國外打工好很多，也不會那麼辛苦。

但為何許多人勤寫書法數十年下來，還是沒有獲得練氣養生的效益？因為這類智慧型的養生術與一般運動型的健身法不同，沒有弄懂書法養生的道理前，在寫字的過程中常常是充滿壓力、用力執筆、心緒亂飛，還沒寫十個字就已經弄得全身僵硬、腰酸背痛，未蒙其利反獲其害。

殊不知書法養生的效果來自於身心放鬆，以氣運身，以身催筆。如此寫字可以調節體內精、氣、神的流動，運轉全身的核心肌群，同時按摩體內五臟六腑，並有修心養性、紓解壓力的效果；只可惜書法的養生之術，目前所能找到的都語焉不詳，只有少數人得益。

太極氣功與書法
王羲之書法中的養生能量學

第三節　最佳的養生武術——太極拳

　　現代醫學、營養與衛生的條件遠優於古人，國人的平均壽命延長了將近一倍，但社會的某些族群——醫生、警察、電子新貴……等猝死的新聞卻時有所聞，這些人都是折損在人生最有創造力、最有貢獻度的年紀，這對國家社會與他們的家庭都是非常大的損失。是什麼因素讓這些年輕的菁英分子無法達到一般人的正常壽命？

　　因為現代人的工作壓力與生活作息紊亂，又有不良商人以作假、摻有化學毒素的食品戕害民眾的健康，更有環境賀爾蒙、噪音、空污……土地過度開發等不良的環境，加上個人飲食習慣與營養的偏頗，致使疲憊的身心無法獲得適當的休息與調養，這種無形的傷害卻遠甚於古代。

　　這種無形的傷害，很容易使人處於亞健康狀態，以致於體質變差、免疫力衰退、慢性病上身，甚至癌症侵襲，心血管疾病纏身，故暴斃之事時有所聞。

　　太極拳是屬於緩和的有氧運動，可增加氣血循環，有排毒、增強免疫力與防止慢性病的各種好處。又於練拳時要求神舒體靜、滌除雜慮，多做深呼吸及與伸懶腰相似的拳法，有助於克服現代文明病中最大的殺手——壓力與憂慮。此外，太極拳還有以下好處：

1. 習練者要身體鬆靜自然、中正安舒，有調正身心、改善彎腰駝背基本身形的好處，是另類的美姿美儀的訓練。

2. 可依體力調整活動量，訓練身心平衡，有防止老年癡呆與老年跌倒的好處。

3. 無地點、年齡與肢體的限制，行、住、坐、臥皆可練功。

4. 是柔弱勝剛強的防身武術，有趨吉避凶之效。

所以社會上的高壓力族群若能來習練太極拳，等於是為自己多買了一份保險，為自己的家庭多了一份的安定，為政府節省了巨額的醫療費用，也為國家社會創造難以估計的貢獻，可以說是

太極氣功與書法－王羲之書法中的養生能量學

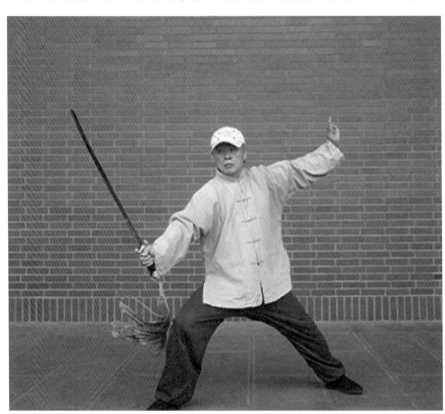

一劑全方位的良方。

太極拳博大精深，是許多先聖先賢智慧的結晶。長期地靜心修練有助於修心養性、紓解壓力、啟迪身體內部精、氣、神的能量、讓人健康⋯⋯等諸多好處，又可傳承文化、增進國際交流，是人類、社會一股祥和與安定的力量，是舉世公認的養生運動之一。

太極拳的迷人之處就在於它的博大精深，但這也是它易學難精的地方。故現今全世界的學習者數以千萬計，但練就太極神功者卻寥寥無幾。

第四節　神奇的養生術——太極易象書法

既然兩大中華文化精華能達顛峰者比例甚低，要將兩難合併學習，豈不是更難如登天？

其實讀者可以不必過慮了，雖然這兩大千古絕學各有其艱難的關隘，但兩者合併後的困難度並無加乘效果。因為經筆者透過易經、八卦的轉化後，可以將兩者回歸至最基本的元素，運用這些基本元素，我們可以很快地找到互通的規則，更神奇的是兩者還產生了互補效果。

讀者如果願意踏實地按照本書的步驟練習，會很驚訝的發現書法或太極拳反而更簡單。而且除了原先兩者個別的優點之外，「太極易象書法」還多了以下的好處：

1. 有數倍的養生效果

書法對修心養性、紓解壓力的幫助極大，可以讓身、心、靈獲得深層的洗滌。「太極易象書法」再把太極氣功的呼吸吐納、丹田運轉、以氣運身、內臟經絡按摩等功法合併修練。太極與書法兩者根理同源，文武兼修，並行不悖，可以更快速地讓自己重回嬰兒般的身心狀態；故有身心健康、延年益壽的好處，對老年人慢性疾病的輔助效果更加顯著。

2. 可以讓筆法更有勁道

太極拳是內家拳，將太極拳的發勁方法融入書法中，可以讓筆法勁道不足者立時改觀。

3. 有助於書法進入神采的境界

「太極易象書法」將「道法自然」的太極勁道與崇尚書法自然之美的《筆陣圖》結合，是讓書法進入神采境界最快速的法門之一。

4. 有助於突破太極高階武學的重大關隘

要練就太極拳的高階武學境界者，必須在明師的指導下，反覆地操練各個勁法在招式中的應用，據以修正自身的偏差。

而太極易象書法正是在寫書法中操練太極勁法，可由筆畫的

力道與美感來修正自己太極勁法的偏差；有助於突破目前太極武學發勁訓練不足的問題。

5. 兼修鬆柔擒拿的基本技法

太極易象書法執筆、運筆的手法、勁法與鬆柔擒拿的手法十分接近，在下一階段修練鬆柔太極擒拿時，可以快速轉換成所需的技法。

6. 提高邊際效益

傳統武學的基礎功法通常是無止境的單一動作練習（如站椿、吐納等），這對已經能靜得下心的武術愛好者而言，光體內勁路的尋找，內氣在經絡間的鼓盪與變化就很有得玩了。

「太極易象書法」可以在練基本功的同時尋找內心的虛靜、練好字體，既增加了個人工作的能力，又能添加藝術氣息與嗜好的培養，對於繁忙的現代人而言，也是對老年生活與健康做了一項極其划算的投資。

對我中華書法與太極拳而言，「太極易象書法」可以說是跳躍式的進化，雖然筆者已經盡可能地以自己所理解、比較簡易的原理與功法來描述這一套養生書法；但這一千多年來幾近失傳的秘訣，實在不是筆者拙劣的文筆一次就可以完全說明清楚的；所以讀者也不要對自己太過苛求，想要一次就把它看懂；而是應該

把它當成武林秘笈一樣來研究，時時拿出來參詳，一次會有一次的體會，一次有一次的成長，沒有完美，只有更美。

有些讀者也許因為積習已深，身體僵化，遠離道體❶太遠，無法感受到大自然能量在自己體內所產生的勁勢❷，因而無法以意念結合自然勁勢的靈動，也無法良好地控制自己的丹田核心肌群。

這類讀者應該先閱讀並熟練後面章中有關敬、靜、淨與身心放鬆的部分，或直接找一位有經驗的太極拳老師，指導自己如何找回那個被遺忘多年的本我，那將是最快速的方法之一。

---

❶指原本純淨無瑕，與自然合為一體的本我，一切以丹田核心肌群為勁力的來源，善於運用意、氣使勁，而少用肌肉力；也就是老子一直津津樂道的嬰兒狀態。

❷指大自然中的地心引力、大氣壓力、自然彈力、碰撞力、水的浮力、空氣的浮力……對人體所產生的各種感覺與反應。

太極氣功與書法　王羲之書法中的養生能量學

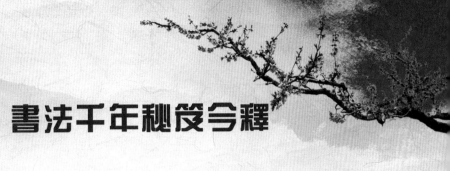

第二章　書法千年秘笈今釋

第一節　千年秘笈再現？

一　可藏之石室，勿傳非其人

　　書法是高度藝術化的中華文化精華，數千年來許多書法大師、名家，淋漓盡致地表現了書法之美，為我們留下了無數的書畫墨寶，除了供我們欣賞之外，也是生活、文化與歷史的珍貴紀錄。書法甚至成為武術或武器創作的概念來源，或是武俠電影、小說裡面常常看到的創作題材。

　　這些書法家除了有令人景仰的文學素養外，更具有高超的藝術天分與苦練悟得的技法，這些珍貴的書法心得通常只在其師門中秘傳，好讓其自家弟子能夠持續發揚光大，並防止外人超越自己的成就。「書聖」王羲之對他的後代就有「**可藏之石室，勿傳非其人也**」的告誡，他的這些筆法秘訣，也真的讓王氏家族及其傳人，十餘代內出了許多書法名家，當時這些心法秘訣外人是

無緣一窺其堂奧的。

書法史上就曾記載唐太宗派人詐取《蘭亭序》真跡，氣死了辯才老和尚。這讓我們看到連權傾天下的帝王都很難求得這些大書法家的真跡遺墨，更遑論那些能讓自己字體更美，能讓人成為一代宗師的書法秘訣？有些比較偏激的書法家更把一些重要的心法秘訣帶進墳墓裡，以防止別人有機會超越自己，致使後人就算散盡千金也無法一探其究竟。

例如鍾繇向韋誕求訣不成，憤恨嘔血；韋誕死後鍾繇更掘墓盜訣，但最終自己也被破墓取《筆勢論》；以及顏真卿兩度辭官去向張旭學習書法的記載。

中國人素來又有「法不傳六耳」的保守心態，有時連門內的人也只有一、二人有緣聽聞自家最核心的秘訣：斐儆將當代書法大師張旭迎回家，執弟子之禮、奉為上賓數年，還是只得書稿數本，而並未得其真傳。最後張旭竟挑選了到斐儆家作客的顏真卿授予終極秘訣。再加上許多秘訣用詞艱澀難懂，非有人點傳很難理解。如此艱困的書法學習環境，致使許多心法秘訣因年代久遠而逐漸失傳，所以今人常有古法不再之嘆。

二　通過兩千年的幽谷

幸好中國的帝王專制約在百年前崩潰，近期兩岸故宮也極力將歷代皇家典藏的真跡墨寶加以數位化整理出版，故許多歷代皇室專屬的墨寶珍品終得面世。有幾位書法理論家挖掘出了許多重

要的筆論祕訣，並做了精闢的研究。

　　以前是千金難求的書法真跡或心法祕訣，現在在坊間或網路上已可輕易取得，讓有心精進者可拾階而上，而不用辭職去深造。在書法史上，這樣的學習環境，已經是書法愛好者，走過約兩千年幽谷後的康莊大道了。

三　當太極遇到書法

　　我第一次在網路上看到「**高峰墜石**」這句口訣時，還以為是哪位太極拳高人的練拳祕笈，因為那跟我珍藏多年的太極拳十三勢中的一訣極為相似，但仔細拜讀之後，才知道那是衛夫人《筆陣圖》中的一訣。

　　這倆個相隔千百年的祕笈竟如此的相似，真讓我大為訝異，並讓我回想起當年在台北市國父紀念館的碑林中練拳，那種與先賢遺墨共舞，意、氣在林間迴盪的感覺。那一段經驗讓我悟到了老子所說的：「**至柔馳騁於至堅**」、「**無有入於無間**」的真義；有了這樣的突破，也才能在後面幾年進一步看懂太極拳以意、氣運行的高階功法；讓我的武學修為往前跨越了很重要的一步，也才與書法寫字重新接觸。

　　本來我就對太極拳與書法之間的關聯很好奇，如今又看到了「**高峰墜石**」這麼相似的要訣，似乎更透露著這兩大千古絕學之間有著一條神秘的通道。當年書法既然可以大大地提升我太極拳的功力，那反過來太極拳可以改進書法的勁道與神韻嗎？而且寫

書法可以養生，太極拳更是以養生為其最大特點，兩者之間是互補呢？還是有共通之處？

這是一個很值得深入探討的千古謎題。但太極有十三勢，永字八法也有八種筆法，而衛夫人的《筆陣圖》卻只有七個筆訣，這是怎麼一回事？之間的關聯與差異為何？這些問題都是留存在中國書法界近兩千年的謎團。

四 搶盡風頭的永字八法

當我開始在網路及坊間廣泛地蒐集有關的筆法專論時，看到的大多是「永字八法」的論述；原來永字八法在唐朝初期已經廣為流傳，千百年來全世界的書法愛好者初學筆法時，大多從永字八法開始，也幾乎沒有人質疑過。其要點如下：

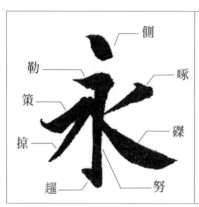

永字八法
一、點畫為側——如鳥，翻然側下。
二、橫畫為勒——如勒馬之用繮。
三、直豎為努——喻其直下之用力。
四、勾挑為趯——即躍也。
五、斜挑為策——如策馬之用鞭。
六、長撇為掠——如以篦之掠髮。
七、短撇為啄——如鳥之啄物。
八、捺筆為磔——裂牲也，即筆鋒開張之意。

現存的「永字八法」並非絕佳的筆法要訣，因為它只是平鋪直述地描繪這八種筆法的外形或動作，是屬於有形技巧的教導，缺少了大自然靈性之美與勁勢、能量等重要元素，易學難精，無

法協助有心精進的書法愛好者，正確地理解書法勁道與神采的境界。

我發覺在我蒐集的筆論中，不論是衛夫人的《筆陣圖》或歐陽詢的《八訣》都遠比「永字八法」來得貼切，意境也高遠很多。古人要一睹這幾位大師的書法秘訣真的是難如登天，但在這網路無遠弗界的時代，這些培育了數十位書法大師的心法口訣早已經是垂手可得，但為何現今書法界廣為流傳的卻仍是「永字八法」，而非《筆陣圖》？是大家有眼不識泰山？還是這些心法秘訣太難了，大家都練不會，以至於慢慢地失傳了？

我想主要的原因應該是：

1.「永字八法」講的是外形、技法，簡單易學，只要有一般中、小學生程度就可以弄懂個七、八成；更何況坊間有許多教學範本已經把中鋒行筆的中心線標出來，就算弄不懂只要依樣畫葫蘆，雖不中亦不遠矣。

2. 早期這些獨門的用筆心法是密而不傳的，非有特殊的機緣根本無法一睹其廬山真面目。

3. 這類的筆訣都是隱晦難懂，若不口授手傳❶，一般外人就算拿到了還是有看沒有懂。而《筆陣圖》就是那種密中之密的心法，更是讓人有如霧裡看花般地摸不著頭緒。

❶指老師親自示範、講解，或手把手地引導學生，讓學生能快速體會運筆、用勁等技巧。

許多人看到「**點如高峰墜石**」時，都會覺得永字的那一個點畫，除了外形跟大石頭長得有一點像之外，還有何關係？至於其他各式各樣的點畫就長得不像了，那又怎麼說？

千百年前的諸位大師沒說清楚，現今更沒有人可以問，倒不如乖乖地照著範本的中心線行筆，先學個大概樣子，然後以「字寫萬遍，其理自現」的心態，天天苦練，期待二、三十年後也許可以登上大雅之堂。

其實，古代的書法大師們留下的心法口訣，就是要其後世弟子都能快速突破這生澀的學習階段，早日寫出充滿靈性與創意的藝術巨作。只可惜現今許多的書法愛好者沒有看懂，只好多花了數十倍的時間來練書法，甚至更多的人選擇放棄，離開了這個充滿藝術又兼具養生、武術效果的中華文化寶庫。

五　看懂中國古老的智慧

因為千百年來生活環境的變遷與近代西方科學文化的衝擊，使得近百年來國人接受囫圇吞的速食文化，或有科學數據的研究報導，對於自己精緻的傳統漢學文化則相對的陌生，所以在面對這類傳統文化藝術、先賢文獻的解讀是有其困難的。

雖然以往大家都無緣看到的筆法秘笈已垂手可得，但現今的許多人看到這種隱晦、艱澀、無法度量、只以感覺來陳述的古典文獻就覺得頭痛，往往直接跳過。甚至有些書法的專業人士，對衛夫人、王羲之的心法口訣也是無法正確解讀或直接否定，著實

令人心驚膽顫；擔憂這些中華文化的精華，就要在我們這代人眼前消失了。

但反過來，最近常常看到國外的學者專家正致力於挖掘、研究我國傳統文化中的寶藏，並應用於他們的專業領域裡；所以我們是否也可以學學他們，換個角度，尋找新的解讀方法。因為前人的述說一定有其思維的邏輯，只要找到這個邏輯，必可讓這些看似雜亂無章、不知所云的心法口訣，變得是那麼地鮮活且充滿智慧。這份榮耀，就理所當然地要屬於我們──龍的傳人。

其實，我們只要更廣泛地研究中國各類的經典著作，就可以看出一些端倪：在比衛夫人、王羲之更早的春秋戰國時代，中國的兵學巨著──《孫子兵法》的「勢篇」裡就把滾落的巨石、奔騰的巨浪、彎弓射箭以及巨鷹的撲擊都拿來說明**「兵勢」❷**的蓄積與展現，而在《筆陣圖》裡所用的隱喻竟然有一半以上與《孫子兵法》雷同。

同時，我們在太極拳的經論裡也可以看到以**「形如搏兔之鶻，神似捕鼠之貓」**、**「蓄勁如張弓，發勁如放箭」**來說明蓄勢與發勁，更把體內十三種自然能量的吞吐、開合稱為太極十三勢❸，是有心練好太極拳者天天要練的基本功。

合氣太極練功心法也把**「翻江播海」❹**這種洶湧而至的勁勢，訂為階段功力的檢驗標準，更以「三田合一」法來協助門內弟子早日體會沉墜勁、採勁等功法。

我們可以看到上述的經典巨著都在討論勁、勢呈現的意境與

應用，這是中國哲學、兵學、書法以及太極拳宗師們無心的巧合嗎？當然不是！

在大量西方科學、文化湧入中國之前，中國人在探討宇宙間能量的累積與釋放時，就喜歡以「意、氣、勢」這種飄渺的說法來形容天地間的事物與感覺，更將這種感覺投射在中國的古典文學、兵法、畫作與日常用語裡。但因為意、氣與勢很不容易量化，致使有些現代國人會覺得不是很科學而嗤之以鼻。

但您如果不是站在與古人相同的角度來看他們遺留下來的東西，不從意、氣、勢這幾個字來詮釋這些古老且充滿智慧的隻字片語，要如何能參透他們流傳下來「**可藏之石室，勿傳非其人也**」極機密的心法口訣呢？

---

❷《孫子兵法》——勢篇『激水之疾，至於漂石者，勢也；鷙鳥之疾，至於毀折者，節也。故善戰者，其勢險，其節短。勢如擴弩，節如發機。』『故善戰人之勢，如轉圓石於千仞之山者，勢也。』

❸「太極十三勢」是太極拳的母拳，凡深研太極拳者無不朗朗上口。是指大自然影響身體能量運作的十三種型態，也就是物理學、數學與運動生理學中的各種理論的綜合應用，可以讓人不用力卻很有威力。詳細內容請參閱《太極拳中的摔法》林明道著。P117

❹原為唐·李道子「授秘歌」中的一訣，合氣太極將之融入其練功心法：『一、身心無極，五弓混元。二、招熟懂勁，陰陽開合。三、翻江播海，盡性立命。四、虎吼猿鳴，水清河靜。五、應物自然，西山懸磬。六、無形無象，全體透空。』詳細內容請參閱《太極拳中的摔法》林明道著。P39

六 貫通兩大千古絕學的幽僻小徑

換了這個角度之後，我發覺《孫子兵法》、《筆陣圖》所用的隱喻，都是大自然界中能量的蓄積與發放相關，又與太極拳中「意、氣、勁」的口訣極為相似。所以我改用太極拳「意、氣、勁」的角度，重新解讀衛夫人的七個筆訣，我發覺衛夫人所要傳達的意思，開始變得有條理可循，也不再為這些文字所述的物體外形所困惑。

為了更進一步的確認這個新發現，我特地前往鶯歌，去拜訪台灣國寶級的藝術家靖翁❺先生。在沒有事先溝通的情況下，請他把寫書法大字時所用的意、氣、勁發放在我身上，果然就如我所料，他在寫一個點畫時，我可以感覺一股能量從他手中傳來，是那麼地沉重，讓我有瞬間墜落，入地三尺的感覺；之後的反彈力量又讓我橫移了近二尺之遠，我可以很清楚地感受到他「點畫」筆法沉墜的震撼。之後他寫捺筆時，我則感到如被巨浪拍

❺靖翁先生本名陳木泉，現居鶯歌；曾經榮獲日本國際藝術文化獎、兩岸陶藝十大名家之殊榮，中華民國多位總統、副總統曾前往他的個展觀賞；華航2016年的機上雜誌有專欄介紹，其油滴天目燒、木葉燒等茶碗可完全呈現日本國寶——建盞的精華（目前世界僅存三個），在日本、德國、中國大陸等地造成了轟動，其作品長期展示於國立鶯歌陶瓷博物館中，許多日本茶道名家以能擁有一套靖翁茶具作品為榮。他同時也是位太極拳高手，桃園地區從學者甚眾。

到，一湧而讓我向左蹦跳了近五尺之遠，差一點就撞翻了他滿桌的藝術品。還有其他的各種筆法作用在我身上時，也大都符合我的推論。

當場我完全弄懂了，衛夫人為何會用與太極拳相似的意境來形容筆法，原來藝術大師寫書法時，其內勁與太極拳完全相通！至此我豁然開朗，我確認了衛夫人、王羲之等先賢所述心法口訣的思維邏輯。回來之後經過反覆地推敲與驗證，我從這些古代先賢們留下的蛛絲馬跡中，摸索到了書法與武學之間相通的幽僻小徑。

這樣的幽徑本來就是崎嶇難行，而且要把這個通道說清楚講明白，還有一個跨時代的因素要克服，因為現代人與古人的生活體驗差異甚大，許多年輕人可能有生以來都沒下過田、挑過扁擔，也沒有多少機會拉過弓、射過箭。以筆者的文學素養，就算再怎麼努力說明，可能還是有許多人無法體會衛夫人那字字珠璣、無一贅字的心法口訣。

幸好現今攝影與電腦網路的普及，相關照片的製作或取得的成本便宜了許多，所以本書就盡可能地蒐集、挑選比較能完美表達前人意思的圖照與大師名作來與讀者分享；大家也不用冒著生命的危險，在颱風天跑到海邊去看瘋狗浪，到山上去滾大石頭，或遠眺萬里無雲的天空，期待老天早一點顯露奇蹟。

所以，請讀者在每讀完以下每一個章節後，一定要閉住眼睛、身心放鬆，想像一下照片中大自然能量的積蓄與釋放，一旦

抓對了感覺，才能彌補這個巨大的間隙，否則這條幽僻小徑還是有許多的障礙阻攔在前。

七 培育最多書法名家的衛夫人

說到「衛夫人」，一般人可能都不熟悉，因為她除了一篇作品被蒐集在宋太宗的《淳化閣帖》之外，並沒有多少墨寶作品遺留下來。但她有一個學生——「書聖」王羲之，可是全球書法界家戶喻曉的大書法家。後來衛夫人嫁至江夏李氏，也造就了李氏

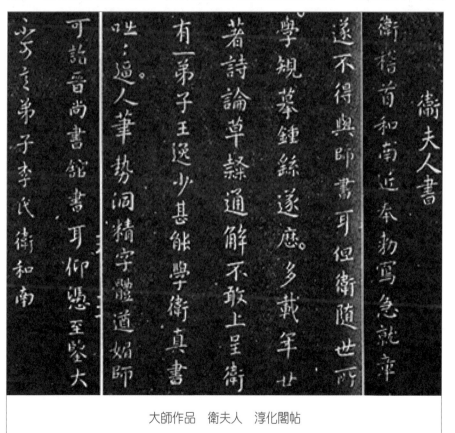

大師作品　衛夫人　淳化閣帖

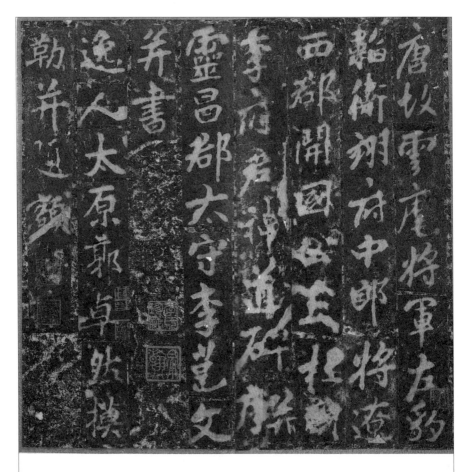

大師作品　李邕（李北海）　雲麾將軍李秀碑

家族成為書法世家，到了唐代，李氏家族還出現了李邕（李北海）這位大書法家。後世傳承她的書法理論而成為書法大師者有數十人❻，可見她的書法理論是有其獨到之處。

衛夫人，名鑠，字茂漪，自署和南，東晉女書法家。河東安邑（今山西省夏縣）人。生於晉武帝泰始八年（西元272年），卒於晉穆帝永和五年（西元349年）享年78歲。

衛夫人出身於書香世家。少好學，酷愛書法，拜當代大書法家鍾繇為師，得其規矩，特善楷書。其師鍾繇曾稱讚衛夫人的書法說：「**如碎玉壺之冰，爛瑤臺之月，婉然若樹，穆若清風。**」唐·韋續則讚嘆：「**衛夫人書，如插花舞女，低昂芙蓉；又如美女登臺，仙娥弄影；又若紅蓮映水，碧治浮霞。**」可知衛夫人的書法除了清婉靈動之外，還帶有一種女性特有的嬌柔韻味。

八 千年不易的《筆陣圖》七訣

衛夫人不但在書法藝術上有所成就，她在書法理論方面更有極其精闢的論述。她授予王羲之與自己家族後代的《筆陣圖》可以說是書法界的易筋經，其後代子弟與學生，練得好的成為書法大師，練不好的也成為書法名家。現今想要學好書法的人如果不懂得好好珍惜這樣的書法理論，那真的有愧於前人無私地將此書法秘訣公諸於世。

《筆陣圖》討論到的範圍很廣泛，但以其中七句千年不易的筆法要訣最重要；書法有形的要素都比較容易教學與改正，唯有

❻唐·張彥遠的《法書要錄》中記載了歷代筆法的主要傳授過程：蔡邕授於神人，而傳之崔瑗及女文姬，文姬傳之鍾繇，鍾繇傳之衛夫人，衛夫人傳之王羲之，王羲之傳之王獻之，王獻之傳之外甥羊欣，羊欣傳之王僧虔，王僧虔傳之蕭子雲，蕭子雲傳之僧智永，智永傳之虞世南，世南傳之歐陽詢，詢傳之陸柬之，柬之傳之姪彥遠，彥遠傳之張旭，旭傳之李陽冰，陽冰傳徐浩、顏真卿、鄔彤、韋玩、崔邈，凡二十有三人，文傳終於此矣。

第二章 書法千年秘笈今釋

035

基礎筆畫中的勁道及意境與個人的體悟及勤練有關，而且就像建築物的基礎建材，如果用了海砂，建造出來的就是海砂屋；用了輻射鋼筋，建造出來的就是輻射屋，這種建築物只能打掉重建，甚至連重建的機會都沒有了。同理，筆法的意氣、勁勢的意境不夠，那最多也只能成為一個書匠，永遠也不能成為大師。

這七句訣是：

橫、如千里陣雲，隱隱然其實有形。

點、如高峰墜石，磕磕然實如崩也。

撇、如陸斷犀象。

戈、如百鈞弩發。

豎、如萬歲枯藤。

捺、如崩浪雷奔。

折、如勁弩筋節。

唐・孫過庭的《書譜》中也有不少精闢的見解，他總結了前人筆畫技法、造形規律、意境規則後也有類似《筆陣圖》的論調：

「觀夫懸針垂露之異，奔雷墜石之奇，鴻飛獸駭之姿，鸞舞蛇驚之態，絕岸頹峰之勢，臨危具槁之形；或眾若崩雲，或輕如蟬翼；導之則泉汪，頓之則山安；纖纖乎似初月之出天涯，落落乎猶眾星之列河漢；同自然之妙有。」

九　心靈的悸動——自然之美

從這些筆法秘訣的描述中，我們可以看到衛夫人要傳達給後

人的不是單純書法筆鋒的運用技巧，而是一種意境、一種感覺。她要幼年的王羲之去體會《筆陣圖》中所述那種大自然的生命力，並結合自己的思想與感情，然後將這種心靈深處的感觸，透過意、氣而轉化成一筆筆的勁道，落之於筆墨，讓大自然的力與美重新躍然於紙上。

所以《筆陣圖》是心靈美學的教育，是大自然生命與能量再造的秘笈；字不再僅僅是理性的字體結構與技巧而已，而是宇宙萬物靈性與能量的聚散，是「同自然之妙有」。這才是王羲之的作品為何能徹底感動人心，成為流傳千古曠世巨作的主要原因，這也是衛夫人的《筆陣圖》與「永字八法」之間最大的差異所在。

現在本書就要帶著讀者走一趟幼年的王羲之學習之路，這是一個體驗大自然能量之美的旅程，請讀者在讀完每一小節後應該把眼睛閉上，運用想像力，用心裡最纖細的靈魂去感受書本上所附照片，以及文章帶給您的感觸，傾聽大自然傾訴的音符，然後以那種感覺去看本書所附的大師範例。不只看筆畫、字體外形，更要好好地尋找心靈中深層的感動，在大師範例中尋找意境與力道相符的筆畫。

等您確實能體驗到大師筆畫中所呈現出來的大自然之美與能量開闊之後，再閱讀後面的基本功與練習方法，您將會很快地體會在後面章節裡筆者想要表達的內容。

第二節 《筆陣圖》今釋

一 橫——如千里陣雲，隱隱然其實有形

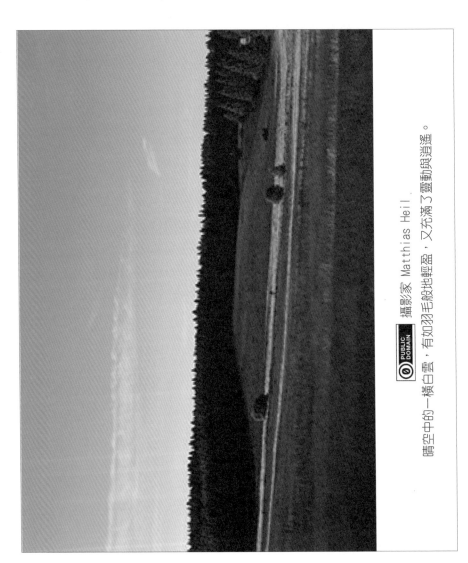

攝影家 Matthias Heil.

晴空中的一橫白雲，有如羽毛般地輕盈，又充滿了靈動與逍遙。

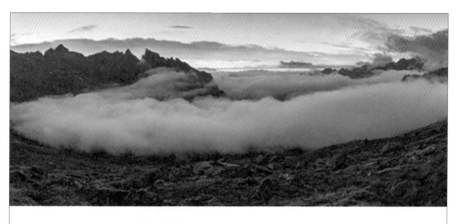

攝影家 Alberto Restifo

滾滾積雲密布，就像一筆粗重的橫畫跨過天空一般。

　　天空猶如一塊遼闊的畫布，雲層在地平線上排列、滾動就像大自然神來一筆的畫作；輕靈時像萬里晴空中的薄雲飄逸，厚重時又像陣雨前的烏雲，鋪天蓋地般翻騰，千變萬化。除了在天空中畫出一道綿延千里的橫畫之外，在輕靈擴散間又要有一股內聚力以避免太過鬆散而無神。

　　衛夫人的「千里陣雲」就是在詮釋漢字中用得最多的橫畫，她要幼年的王羲之寫這一筆畫前，要先能體悟大自然的風和水氣，在天空中展現的生命力與美，讓自己的靈魂，對天地間的遼闊，與雲層的飄逸靈動謳歌，並把這種感覺透過筆與墨呈現在紙上。只有寫到這如天空陣雲般的橫畫，讓人感覺千百年來，它一直沒有停下來，持續在飄浮、滾動，且變化萬千，這才是衛夫人心目中完美的橫畫。

　　至此請讀者把雙眼閉上、身心放鬆，用心去感受前述兩幅照

片中，那雲層畫過天際之美，與心靈之間的共鳴，就好像自己胸口與兩手之間有一團雲氣，在自己胸前輕柔、持續地展開，並逐漸擴散到兩手、兩掌最後傳遞到指尖；若讀者有真正放鬆的話，

太極氣功與書法 王羲之書法中的養生能量學

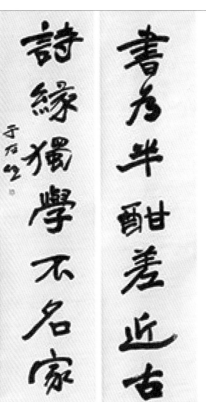

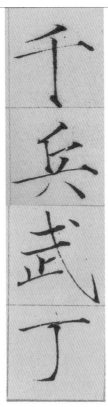

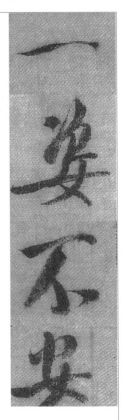

大師作品：
　　于右任這幅字的每一筆橫畫的樣式幾乎都不一樣，但幾乎都如遠方深厚的雲層劇力萬鈞地在寬闊的天空中翻滾。

大師作品：
　　宋徽宗的橫畫有如薄雲般飄逸，隱隱約約地向寬闊的空間擴散。

大師作品：
　　米芾‧蜀素帖中這幾個字的每一橫畫，輕靈者如晨霧般飄逸，凝重者如遠方深厚的雲層劇力萬鈞地在寬闊的天空中翻滾。

將會讓自己的兩手、兩臂及後背有微微展開，並帶有一種懶洋洋的感覺。

然後，留住這種感覺來賞析下列的大師作品，找出大師作品中哪些筆畫也能帶給您相似的感覺；反覆地欣賞與操作，一直到那些筆畫，能如千里陣雲般，飄動在您的胸口與兩手之間。

【勁法練習】

請讀者以立姿站在書桌前，右手執乾淨的大斗筆，與左手會合於左胸前方，閉上眼睛，將剛剛雲霧飄動的感覺，帶動右手中的筆，由左胸前方往右肩前方，似雲霧般地飄過，左手則以對等的速度自然鬆垂而下；這樣的練習由快至慢，每一～三下，覺得意念與筆合一後就調慢一次速度；到最後心中會有一種心平氣和的感覺，而手上的筆會隨著意念，堅定地畫出一筆一筆的橫畫。在這種心平氣和的感覺下，改為在空曠的桌面上寫出一筆筆大大的橫畫，最後才沾水改在水寫紙上練習。

每天做這樣的練習三～五回，讀者將可以很快地體會衛夫人「千里陣雲」的勁道與神采。

（後面兩章還有專文介紹如何以意氣以及丹田核心肌群，配合上述的感覺寫出完美的勁勢與神采，並對練氣養生與太極拳的學習有非常大的助益；有意進階的讀者可以在那而獲得更深入的心法。）

太極氣功與書法 王羲之書法中的養生能量學

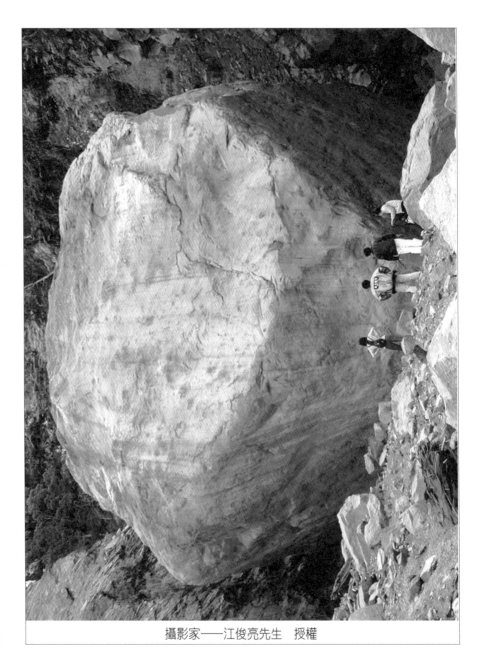

攝影家──江俊亮先生　授權

當一塊數千噸的巨石從懸崖頂上崩落時，可以明顯地感覺到大地對巨石的聲聲呼喚，巨石挾帶著巨大的能量，摧枯拉朽地直奔大地，著地反彈後嘎然而止。

　　衛夫人的「高峰墜石」就是在詮釋漢字的這個「點、」，要求幼年的王羲之寫這一筆畫時，要以全身的質量如巨石般地下墜，並將此沉墜所產生的能量引導至筆身，讓筆鋒與墨汁帶著能量，深沉地落於紙上；並在下落探底時，藉由筆鋒的彈性，一邊捻動筆桿一邊順勢提起，感覺就像巨石著地之後，藉由大地的反彈而起；最後提筆離開紙面而止。只有寫到讓人感覺千百年來，它還沒有墜落到底，那種摧枯拉朽般的能量，仍然讓人敬畏，這才是衛夫人心目中完美的點畫。

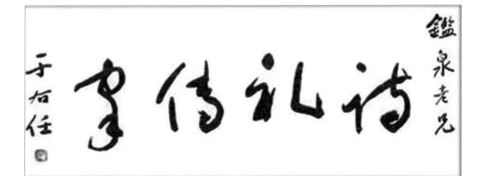

大師作品：
　　于右任先生這幅字裡的兩個點，可以很明顯地感受到墨汁在空中還沒下墜到底的感覺，那種力道之美更證實了衛夫人為何要以「高峰墜石」來形容筆畫中的點。

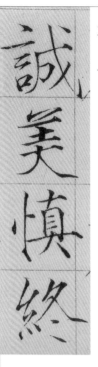

大師作品：

　　宋徽宗　瘦金體千字文，宋徽宗的點畫雖然瘦長，但仍有遙執筆而成的氣勢。

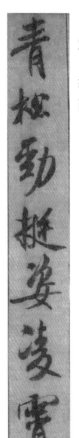

大師作品：

　　米芾　蜀素帖的點各個都有一種帶著能量、還在下墜的感覺，而各自凝聚而不鬆散且姿態萬千。

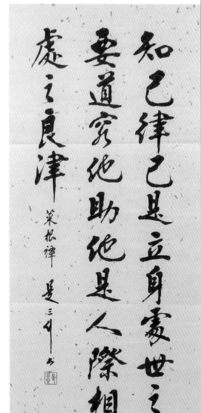

大師作品：

　　近代書法家　是三行先生作品，帖中許多的點畫皆如巨石崩落之撼人心弦。

太極氣功與書法 王羲之書法中的養生能量學

至此請讀者放鬆思緒，讓自己的身體中正安舒，用心去感受前幅照片中，那顆大石頭從空中掉落的沉墜感覺，讓自己去體驗立身中正、全身放鬆後自身中軸線的鬆墜，及鬆墜後與大地碰撞時鬆彈的力道與感覺。

然後，留住這種感覺來賞析後面的大師作品，找出大師作品中哪一筆畫也能帶給您相似的感覺；反覆地欣賞與操作，一直到您能感到與那些點畫一起在空中掉落的感覺。

【勁法練習】

請讀者以立姿站在書桌前，右手執乾淨的大斗筆，閉上眼睛，將剛剛大石崩落的感覺，引導整個身體往下墜落，帶動手中的筆約在肚臍上方跟著往下墜落至肚臍下方，並藉這樣的勁勢，讓其自由地反彈一～二下。這樣的練習由快至慢，每一～三下，覺得意念與筆合一後，就調慢一次速度；到最後心中會有一種心平氣和的感覺，而手上的筆會隨著意念，堅定地畫出一筆一筆的點畫。

在這種心平氣和的感覺下，改為在空曠的桌面上，寫出一筆筆大大的點畫，最後才沾水改在水寫紙上練習。

每天做這樣的練習三～五回，讀者將可以很快地體會衛夫人「高峰墜石」的勁道與神采。

三　撇——如陸斷犀象

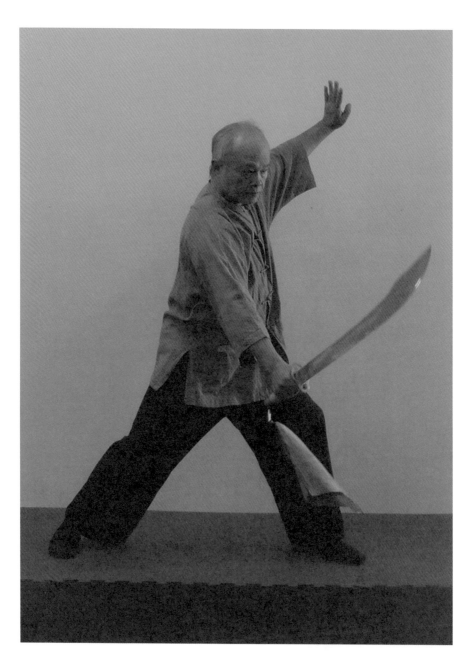

犀、象體位龐大，筋骨強壯，要一刀將之斬斷可不是像砍竹竿那麼容易，持刀者必須藉地心引力、沉腰坐胯、收縮胸腹核心肌群，帶動全身之勁來舞動手中的長刀，勁力貫串地由右上往下斜劈，才能產生足夠的勁道做出此能撼動大地的一擊，並於最後逐漸收尾。

衛夫人的「**陸斷犀象**」，就是在詮釋漢字中，往左下斜落的「**長撇**」。她要幼年的王羲之寫這一筆畫前，要先能想像——自己高舉著大刀借落下之勢斜劈而下，雷霆萬鈞地在天空中，畫出一條斜斜的長畫，彷彿可以劈開暗夜天空的閃電般；並把這種暢快沉落的感覺透過筆、墨呈現在紙上。只有寫到這如閃電般的撇

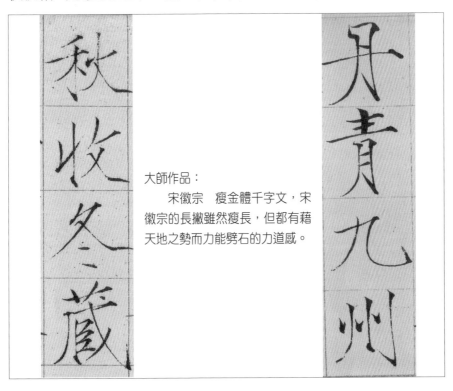

大師作品：
　　宋徽宗　瘦金體千字文，宋徽宗的長撇雖然瘦長，但都有藉天地之勢而力能劈石的力道感。

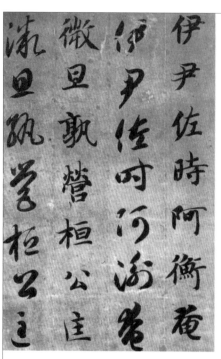

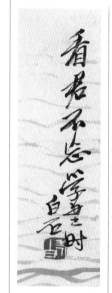

大師作品：

　　齊白石先生的長撇雖有千變萬化，但每一撇就像能劈開天地間黑暗的閃電般，那麼地流暢而勁道十足。

大師作品：

　　唐‧智永　真草千字文

大師作品：

　　近代書法家　是三行先生作品，其書法中長撇順暢有勁，多有陸斷犀象之勢

畫，讓人感覺千百年來，它的餘勢未盡，一直還有吹毛斷髮的銳利感，這才是衛夫人心目中完美的撇畫。

至此請讀者閉上眼睛、放鬆思緒，用心去感受前幅照片中那長刀斜斜畫過天際的圖像，同時讓身體重心，微微地由右到左變換，想像自己手中沉甸甸的長刀下落的力道。

然後留住這種感覺，來賞析上列的大師作品，找出大師作品中，哪一些筆畫也能帶給您相似的感覺；反覆地欣賞與操作，一直到那些筆畫有如大刀劈落般，畫過您眼前的空間。

【勁法練習】

讀者可以立姿站在書桌前，右手執乾淨的大斗筆，閉上眼睛，將剛剛大刀劈落的感覺，持筆由右上方往左下方劈落；這樣的練習由快至慢，每一～三下，覺得意念與筆合一後就調慢一次速度；到最後心中會有一種心平氣和的感覺，而手上的筆會隨著意念，堅定地畫出一筆一筆的長撇。在這種心平氣和的感覺下，改為在空曠的桌面上，寫出一筆筆大大的長撇，最後才沾水改在水寫紙上練習。

每天做這樣的練習三～五回，讀者將可以很快地體會衛夫人**「陸斷犀象」**的勁道與神采。

四 戈——如百鈞弩發

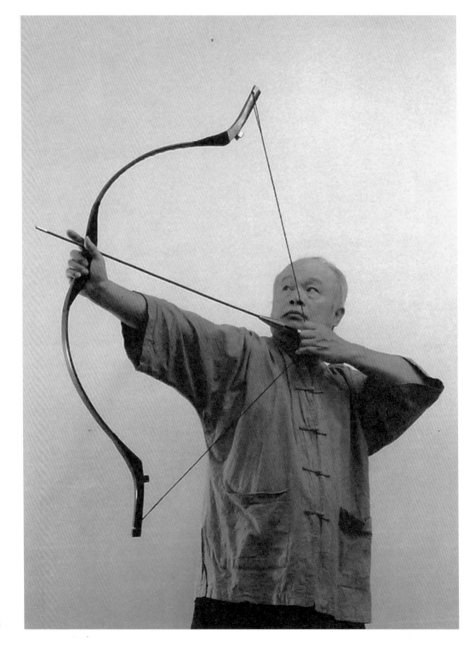

一張完全拉開的巨弓，加上一支亟欲離弦的箭羽，我們可以感覺到弓弩兩邊繃緊的彈片，隱含有一股巨大的彈性，充滿張力也急於跳躍奔放。

衛夫人的「**百鈞弩發**」就是在詮釋漢字的這個「**戈筆**」，要求幼年的王羲之寫這一筆畫時，落筆後要如巨弓的弧線般優美，並引導此拖曳之勢向右滑落而傳遞至筆身，讓筆鋒與墨汁帶著能量，在紙上由上滑落至右下角。只有寫到這如巨弓般的戈畫，讓人感覺千百年來，它的崩彈力還在，那支利箭還是躍躍欲離弦的感覺，這才是衛夫人心目中完美的戈畫。

至此請讀者放鬆思緒，用心去感受前幅照片中，那巨弓兩邊彈片平順圓滑，卻充滿張力的勁道，以及箭羽亟欲往前奔放的情景。然後想像自己拉弓射箭，讓弓胎彈片充滿張力、緊繃的感覺。然後留住這種感覺，來賞析下列的大師作品，找出大師作品中哪一筆畫也能帶給您相似的感覺。反覆地欣賞與操作，一直到您能感到與那些筆畫的勁道。

【勁法練習】

請讀者以立姿站在書桌前，右手執乾淨的大斗筆，閉上眼睛，將剛剛拉弓時弓胎繃緊的感覺，以右手輕柔執筆，由左肩前方畫弧落向右腰際。這樣的練習由快至慢，每一～三下，覺得意念與筆合一後就調慢一次速度；到最後心中會有一種心平氣和的感覺，而手上的筆會隨著意念，堅定地畫出一筆一筆的長戈。在這種心平氣和的感覺下，改為在空曠的桌面上，寫出一筆筆大大

的長戈，最後才沾水改在水寫紙上練習。

　　每天做這樣的練習三～五回，讀者將可以很快地體會衛夫人「百鈞弩發」的勁道與神采。

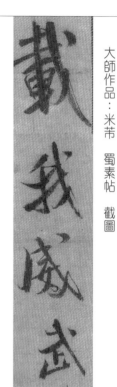

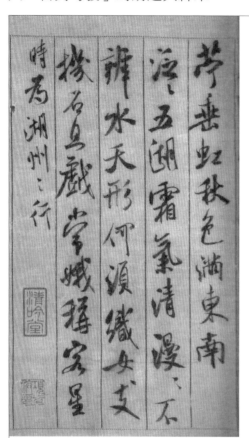

大師作品：米芾　蜀素帖　湖州之行

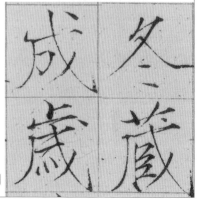

大師作品：宋徽宗　瘦金體千字文　截圖

太極氣功與書法──王羲之書法中的養生能量學

五　豎——如萬歲枯藤

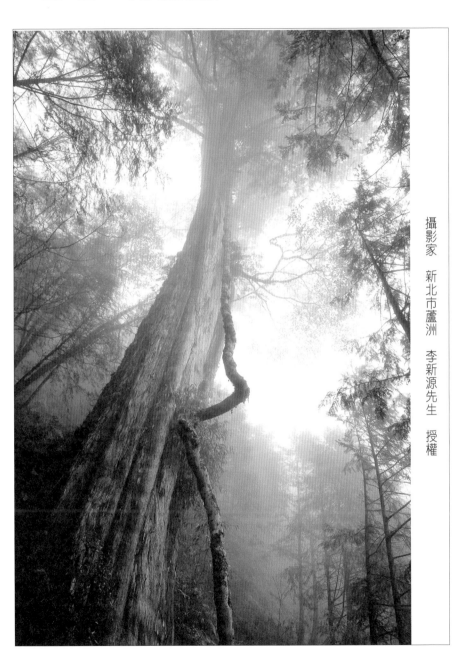

攝影家　新北市蘆洲　李新源先生　授權

053

萬年的老藤必有萬年的神木矗立在旁，老藤上頭攀住旁邊的神木，故其懸吊有力，上有依據而不歪；藤蔓的下頭則深入大地汲引著養分，下因入地而充滿活力；藤身懸宕在空中還有一股拉扯不斷的韌性。故整株老藤接天接地、充滿了無限的生命力。

　　衛夫人的「萬歲枯藤」就是在詮釋漢字的這個「豎畫」，要求幼年的王羲之寫這一筆畫時，全身中正安舒，意想頭頂接天、尾閭接地，並將此對拔拉長的能量引導至筆身，落筆時要充滿了無限的生命力，蒼勁而有力。只有寫到這如長藤般的豎畫，讓人感覺千百年來，它就像高峰飛瀑般地懸掛在在空中，上頭有源源不斷的水流，下端延伸入潭的穿透力也持續存在，這才是衛夫人心目中完美的豎畫。

　　至此請讀者放鬆思緒，想像自身就是前幅照片中的那條枯藤，好似頭上有一根絲線微微拉住，讓自己頭容端正、頸椎鬆直，好似上頭虛虛地接天（一想就好，再想就用意過了頭）。

　　接著想像自己的脊椎就像枯藤的藤身，而尾椎就像枯藤的根一樣，鬆垂向下，好似接地一般。

　　然後留住這種感覺來賞析下列的大師作品，找出大師作品中哪一筆畫也能帶給您相似的感覺；反覆地欣賞與操作，一直到您能感到自己的中軸線，與那些豎畫一般接天接地的感覺。

大師作品：

　　李承霖，清・道光年間狀元，其書法的豎畫變化萬千，但皆上有勾攀住天，下有延伸入地的氣勢。就算豎畫有抖動，仍有勁力貫串於筆畫中，讓整個字產生中正安舒並蒼勁有力的感覺。

大師作品：

　　宋徽宗　瘦金體千字文，宋徽宗的直豎瘦長有力，有接天接地的感覺。

大師作品：

　　近代書法家　是三行先生作品，帖中許多的直豎皆如枯藤般地貫串天地，讓整幅字都貫串、立身中正的感覺。

【勁法練習】

請讀者以立姿站在書桌前，右手執乾淨的大斗筆，閉上眼睛，將剛剛樹藤高掛天際而下的感覺，帶動兩手與手中的筆，畫過兩側至頭頂前方，有如蝶式游泳般，兩手由正上方往下方掉落；要特別注意的是，執筆垂落之時，頭部高掛天空的感覺不能丟失，否則豎畫會歪斜無力或臃腫無神。

這樣的練習由快至慢，每一～三下，覺得意念與筆合一後就調慢一次速度；到最後心中會有一種心平氣和的感覺，而手上的筆會隨著意念，堅定地畫出一筆一筆的長豎。

在這種心平氣和的感覺下，改為在空曠的桌面上，寫出一筆筆大大的長豎，最後才沾水改在水寫紙上練習。

每天做這樣的練習三～五回，讀者將可以很快地體會衛夫人「萬歲枯藤」的勁道與神采。

六　捺——如崩浪雷奔

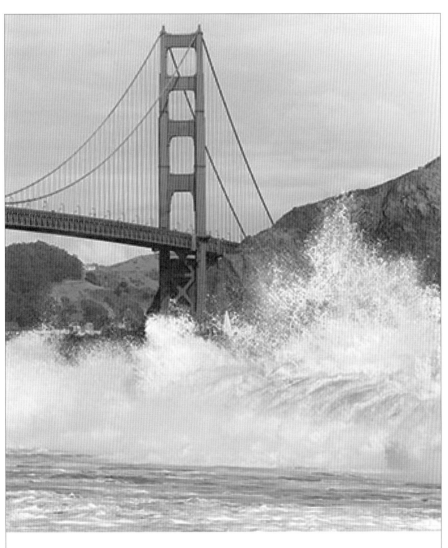

攝影家 Kevin Wolf

　　海浪一波一波地堆疊能量，在拍岸的刹那間能量完全釋放，在激起一片驚天浪花後歸於平靜。

海邊的巨浪一波一波地堆疊，在抵達岸邊時，海浪累積到了最大的能量。並在拍岸的剎那間驚濤裂岸、能量完全釋放，在激起一片浪花後歸於平靜，這就是所謂的「崩浪」。

我們聽到天邊的響雷，隆隆的聲音從遠方快速地接近，聲音一波疊一波地越滾越近，有撼動天地、連續不斷的力量，這就叫「雷奔」。

衛夫人的「**崩浪雷奔**」就是在詮釋漢字的這個「**捺筆**」，要求幼年的王羲之寫這一筆畫時，落筆要以全身的質量下墜，並引導此沉落之勢，由淺漸深地向右崩落而傳遞至筆身，讓筆鋒與墨汁帶著能量向右沉落於紙上；在觸底時反彈而起，右手藉由餘勢與筆鋒的彈性，一邊捻動筆桿，一邊順勢提起，感覺就像海邊的巨浪拍岸之後，能量瞬間潰散，在激起數丈的浪花後而止。只有寫到這如海浪般的捺畫，讓人感覺千百年來，它一直沒有停下來，浪花持續在蓄積能量、滾動，在岸邊釋放能量，這才是衛夫人心目中完美的捺畫。

至此請讀者閉上眼睛、放鬆思緒，用心去感受前幅照片中，那一波波的海浪層層疊疊所累積的能量，在觸岸碰撞時的力道，以及浪花散開落地時水珠撒滿地面情景。然後留住這種感覺，來賞析下列的大師作品，找出大師作品中哪一筆畫，也能帶給您相似的感覺；反覆地欣賞與操作，一直到您能感到與那些捺畫的勁道與激起的浪花。

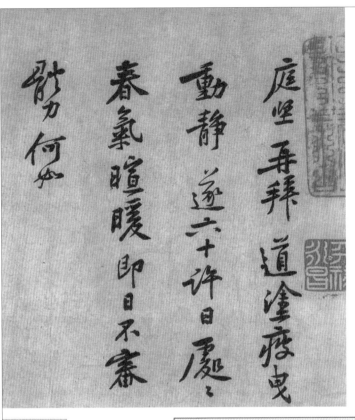

大師作品：
黃庭堅　致公蘊知縣宣德執事尺牘。此帖的捺筆較多，筆筆似乎還留下了波浪的迴旋律動與拍岸時撲天蓋地的洶湧動能，是「崩浪雷奔」的極佳詮釋。

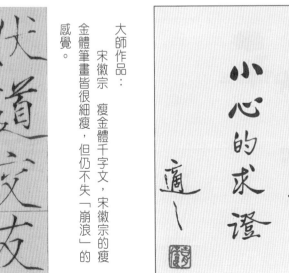

大師作品：
胡適作品，此作品的捺筆變化雖少，但仍筆筆皆有巨浪拍岸的感覺。

大師作品：
宋徽宗　瘦金體千字文，宋徽宗的瘦金體筆畫皆很細瘦，但仍不失「崩浪」的感覺。

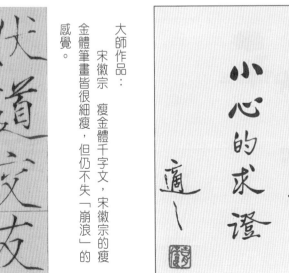

【勁法練習】

請讀者以立姿站在書桌前，右手執乾淨的大斗筆，先將兩手輕輕的合攏在喉前，閉上眼睛，將剛剛巨浪拍岸的感覺，帶動兩手經由心窩畫弧往下方墜落，特意地將大部分的能量落在執筆的右手，以意念引導執筆之右手逐漸加深筆畫動能，在感覺拍岸處（能量最強處）一放一收，然後右手執筆隨勢輕柔地自然提筆收尾。

這樣的練習由快至慢，每一～三下，覺得意念與筆合一後，就調慢一次速度；到最後心中會有一種心平氣和的感覺，而手上的筆會隨著意念，堅定地畫出一筆一筆的長捺。在這種心平氣和的感覺下，改為在空曠的桌面上，寫出一筆筆大大的長捺，最後才沾水改在水寫紙上練習。

每天做這樣的練習三～五回，讀者將可以很快地體會衛夫人「崩浪雷奔」的勁道與神采。

太極氣功與書法 王羲之書法中的養生能量學

七 折——如勁弩筋節

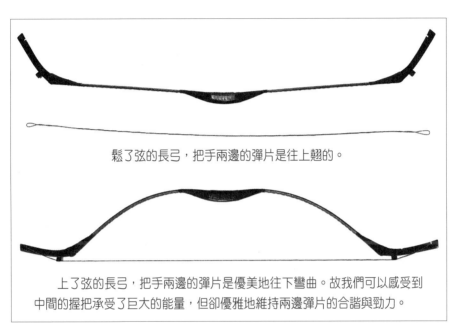

鬆了弦的長弓，把手兩邊的彈片是往上翹的。

上了弦的長弓，把手兩邊的彈片是優美地往下彎曲。故我們可以感受到中間的握把承受了巨大的能量，但卻優雅地維持兩邊彈片的合諧與勁力。

古代的弓體，都是以兩片牛角與木把，加上牛筋膠合而成的，故握把處的筋節，就是整張弓應力最大的地方。要把一張鬆了弦的弓胎（上圖）反折，並把弓弦上好，成為一張50磅以上的長弓（下圖），不是一般人的臂力可以完成的。故可以很明顯地感受到，上好弦的巨弓中間的握把，承受了兩邊彈片帶來極大的彈力，而中間的筋節看似那麼地平衡、柔和，卻能能把兩邊的弓片，緊緊地連結在一起，在優美寧靜中卻又蘊含了極大的彈力。

衛夫人所講的**「勁弩筋節」**是漢字寫**「力」**的轉折筆畫時，她要幼年的王羲之，把這個轉角的「筋節」寫得肥瘦適中、角度合宜，最重要的是要意氣貫串，可以把水平線條的勁道過渡到垂

直線條的筆畫中。只有寫到這兩個不同方向的筆畫，在這個轉折點上似乎只是方向的改變，而能量並沒有中斷。千百年來，它一直像巨弓的握把般，管束住兩邊的筆畫，這才是衛夫人心目中完美的鉤畫。

至此請讀者放鬆思緒，用心去感受前幅照片中的弓把優雅地承受兩邊彈片的張力，內部蘊藏勁道的感覺。然後留住這種感覺，來賞析下列的大師作品，找出大師作品中哪一筆畫，也能帶給您相似的感覺。反覆地欣賞與操作，一直到您能感到這些筆畫轉折內部蘊含的勁道。

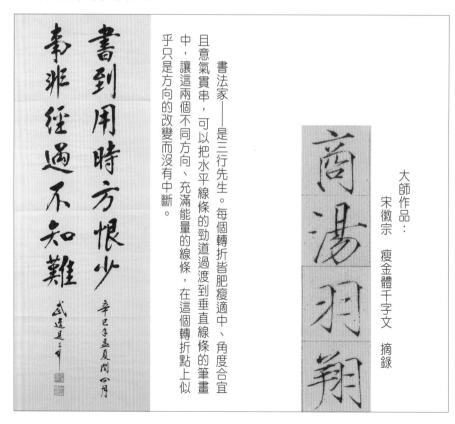
書到用時方恨少

事非經過不知難

武遠是才

辛巳季孟夏閏四月

書法家──是三行先生。每個轉折皆肥瘦適中、角度合宜且意氣貫串，可以把水平線條的勁道過渡到垂直線條的筆畫中，讓這兩個不同方向、充滿能量的線條，在這個轉折點上似乎只是方向的改變而沒有中斷。

大師作品：
宋徽宗　瘦金體千字文　摘錄

商湯羽翔

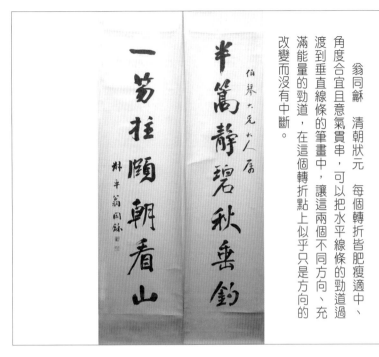

翁同龢 清朝狀元 每個轉折皆肥瘦適中、角度合宜且意氣貫串，可以把水平線條的勁道過渡到垂直線條的筆畫中，讓這兩個不同方向、充滿能量的勁道，在這個轉折點上似乎只是方向的改變而沒有中斷。

【勁法練習】

　　請讀者以立姿站在書桌前，右手執乾淨的大斗筆，閉上眼睛，將剛剛弓把繃緊的感覺，以右手輕柔執筆，先由左胸畫一橫至右胸前方時，兩肩向右傾斜帶動筆桿向右下頓筆，然後兩肩回正，讓筆鋒轉向下畫一直畫落向右腰際前方；這樣的練習由快至慢，每一～三下，覺得意念與筆合一後就調慢一次速度；到最後心中會有一種心平氣和的感覺，而手上的筆會隨著意念，堅定地畫出一筆一筆的折角。在這種心平氣和的感覺下，改為在空曠的桌面上，寫出一筆筆大大的折角，最後才沾水改在水寫紙上練習。

　　每天做這樣的練習三～五回，讀者將可以很快地體會衛夫人「勁弩筋節」的勁道與神采。

一　筆陣圖千年之憾

以上是衛夫人《筆陣圖》中的七個筆訣，讀者若能靜下心來體會，應該可以很清楚地發覺，這七個筆訣的範例都是大自然中能量的積蓄與流動之勢，也是七種動態或靜態的大自然意境之美。但這足以驚天地、泣鬼神的《筆陣圖》公諸於世之後，竟然沒有獲得應有的尊崇與地位，這是怎麼一回事？

有練過「永字八法」的讀者應該早已發現，《筆陣圖》只有七個筆訣，而且《筆陣圖》多了「折」與「戈」兩個筆畫是「永字八法」所沒有的，這樣來回加減一算，還要補上三個筆法才夠寫一個永字。

所以，就算《筆陣圖》的意境高超很多，但要寫一個永字就缺了三個筆法，這可能也是《筆陣圖》一直無法取代「永字八法」的另一個重要原因。

是那個年代沒有這些筆畫？還是有什麼天機不可洩漏？原因為何，我們不得而知，早年《筆陣圖》若能補齊這些筆畫，再給予適當的推廣，那麼中國歷代，應該還有機會出現更多的書法大師才對，這是書法界這近兩千年來的一大遺憾。

二　順應自然即是道

　　既然「太極十三勢」與《筆陣圖》都是以順應自然之「勢」為核心思想，遇到這個缺漏筆法的問題，筆者很自然地就會聯想到太極十三勢。

　　「太極十三勢」分五行與八卦兩大類，五行是指金、木、水、火、土等五種配合腳法的身法勁勢，八卦則是指掤、捋、擠、按、採、挒、肘、靠八種配合手法的身法勁勢。筆者研究發覺，五行腳法的勁勢，並不適用於書法這種細緻的功夫；而八卦手法的勁勢，再加上陰陽的意念搭配，則完全涵蓋了《筆陣圖》的七訣而有餘。

　　經過各種大膽假設，小心求證，筆者確認了太極十三勢裡的八卦手法中，有兩種勁勢衛夫人並沒有拿來運用。這沒有被運用的兩種太極勁勢中，一個適用於短撇、鉤躍等輕快筆畫，另一個則適用於較沉穩有力的斜挑筆畫。補充了這三個筆畫，剛好把永字所需的筆法補齊！

　　這樣的補充，有符合衛夫人的本意嗎？我們不得而知，但筆者所能確定的是，它們一定符合天地間大自然的本性。至於需要嚴謹的考證，不是筆者的專長，我們就留待給學者專家去努力。但在還沒有別的專家學者提出更好的筆法理論之前，筆者把自己所發現的美好事物與大家分享。讀者可以先將就著參考，相信對練書法與養生一定有很大的助益。

三　新訣一　短撇──如飛燕返巢

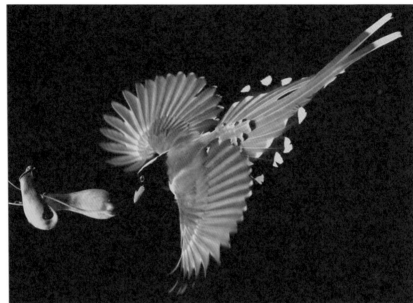

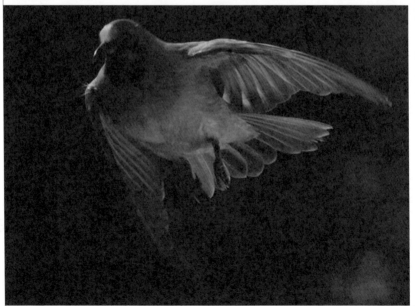

太極氣功與書法
王羲之書法中的養生能量學

066

衛夫人對於短撇就沒有任何的註解，是當時將其視為與「長撇」的筆法相同而不另作論述？或有其他原因？筆者無法考證。但在永字八法中則清楚地定義「短撇」為「啄」——如鳥之啄物，顯然在唐代已經認定這與長撇的「掠」是不同的筆法。但筆者認為「啄」是一個需要用力的動作，有容易誤導學子用力發勁的弊端；一用力，就遠離了借自然勁勢發勁、與練氣養生的神奇效果。而且啄的動作變化呆滯、缺少靈動，以啄法寫短撇恐怕永遠也成不了大師了。

所以筆者認為「**短撇**」的筆法，應該要以「**飛燕返巢**」來譬喻比較貼切，因為燕子善於利用上升氣流與位能，帶來的加速度。故其返巢時，必會利用俯衝之勢來加快速度，讓自己優雅而輕盈地飛掠過屋簷下，給人驚鴻一瞥之感；也才能符合《筆陣圖》中以「氣、勢」帶勁的基本原則。

所以我們在寫漢字的「短撇」時，要讓筆鋒在紙上微微捻筆逗留，然後輕快地滑向終點。就好像燕子，會先在空中取得了「勢」，之後才俯衝而下。這樣子可以把這個撇畫寫得輕快而有力，讓水與墨在紙上呈現著大自然的流暢速度感。只有寫到這如飛燕掠空般的短撇，讓人感覺千百年後，那種盤旋後輕巧俯衝的速度感還在，這才是符合自然之美的短撇。

至此請讀者閉上眼睛、放鬆思緒，用心去感受前幅照片中那燕子的飛翔，逆風時乘風而起，順風時則急俯而下，自由自在地飛翔於田野、小溪旁，讓自己去感受那種人在滑翔、風在吹拂的

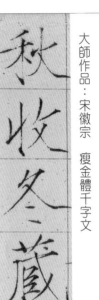

大師作品：宋徽宗　瘦金體千字文

秋收冬藏

書歇求精未易精當知功到
自然成鍥而不捨水穿石按
部就班是正行

書法論　是三行

大師作品：
　　近代書法家　是三行先生作品，帖中許多的短撇輕靈卻有勁，給人驚鴻一瞥之感。

大師作品：
　　胡適先生　帖中數筆短撇皆好似飛燕畫過天空般輕盈俐落。

梵志翻著襪，人皆道
是錯，乍可刺你眼，不
可隱汝腳。　王梵志的詩

胡適

太極氣功與書法　王羲之書法中的養生能量學

輕快感。然後留住這種感覺，來賞析下列的大師作品，找出大師作品中，哪一筆畫能帶給您相似的感覺；反覆地欣賞與操作，一直到您能感到與那些短撇筆畫，滯空後急俯而下的速度感。

【勁法練習】

請讀者以立姿站在書桌前，右手執乾淨的大斗筆，閉上眼睛，將剛剛乘風而起，順勢急俯而下的感覺，以右手輕柔執筆，由右肩前方稍稍滯空後，畫弧輕快地落向心窩前方。這樣的練習由快至慢，每～一三下，覺得意念與筆合一後就調慢一次速度；到最後心中會有一種心平氣和的感覺，而手上的筆會隨著意念，堅定地畫出一筆一筆的短撇。

在相同心平氣和的感覺下，改為在空曠的桌面上，寫出一筆筆的短撇，最後才沾水改在水寫紙上練習。

每天做這樣的練習三～五回，讀者將可以很快地體會「太極易象書法」中「飛燕返巢」的勁道與神采。

四　新訣二　斜挑——如斷崖古松

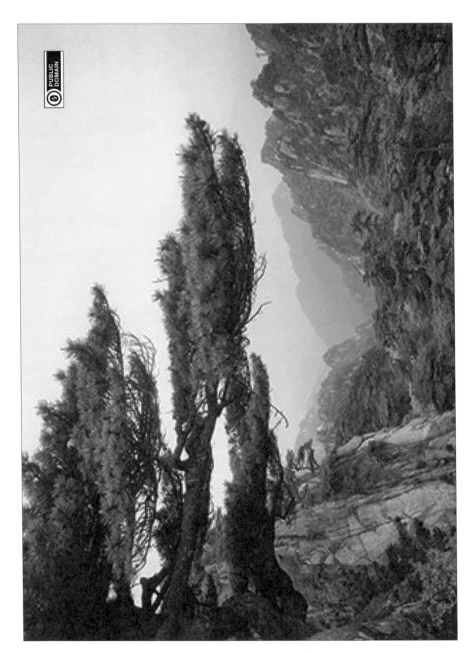

太極氣功與書法　王羲之書法中的養生能量學

衛夫人的《筆陣圖》也沒有「斜挑」這個筆畫，但永字八法裡則定義斜挑為「策」──如策馬入林時高揚的揮鞭動作。同樣的問題，揚鞭是用力的動作，故容易誘導學子用力發勁；而且多數人會習慣以甩尾勁來揚鞭，容易因勁勢不足而斷勁，勁斷則斜挑軟弱無力。

筆者認為以「**斷崖古松**」來形容「**斜挑**」最為適切；在峭壁上的古松，盤根錯節地深入大地，故其接地有力；然後斜斜的樹幹，堅韌英挺地延伸向千丈的空中，意想接天而氣透；也才能符合以《筆陣圖》中以「氣、勢」帶勁的基本原則。

所以我們在寫漢字的「斜挑」時，要讓筆鋒在紙上微微捻筆逗留，然後穩定紮實地斜推向終點，邊推邊提筆，就好像千年古松在地面扎好了根，然後樹幹才將枝葉斜斜地挺舉至空中，這樣子可以把這個斜挑寫得紮實而有力，讓水與墨在紙上呈現著大自然旺盛的生命力。只有寫到這如古樹盤根般的斜挑，讓人感覺千百年後，那種挺拔延伸的力量仍持續伸向空中，這才是符合自然之美的斜挑。

至此請讀者閉上眼睛、放鬆思緒，用心去感受前幅照片中，那斷崖旁的古松根往下扎，樹幹往上挺伸，讓自己去感受那種雙腳紮紮實實地往地上踩，而人的上半身則輕飄飄地往天上延伸的感覺。然後留住這種感覺，來賞析下列的大師作品，找出大師作品中，哪一筆畫能帶給您相似的感覺；反覆地欣賞與操作，一直到您能感到那些斜挑筆畫，也帶給您伸懶腰相類似的輕鬆感。

大師作品：宋徽宗　瘦金體千字文

取暎好物

盖太上有立德其次有立功是之謂
不朽抑又聞之端揆者百僚之師長話
廉者人臣之枢地今僕射挺不朽之
功業當人臣之枢地豈不以羊為世出
功冠一時
　　　熙甫太老先生法鉴
　　乾隆壬辰書呈臨奉
　　金壇于敏中

大師作品：
　于敏中（江南金壇人）清．
乾隆二年狀元

大師作品：
　胡適先生　各個斜挑都是落地生
根，然後有力地伸至天空。

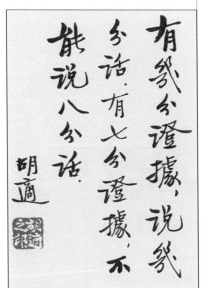

有幾分證據，說幾
分話．有七分證據，不
能說八分話．
胡適

【勁法練習】

請讀者以立姿站在書桌前，右手執乾淨的大斗筆，閉上眼睛，將剛剛向下踩踏、向上延伸，伸懶腰的感覺，以右手輕柔執筆，先在左胸前方微微停留，再畫弧輕推向右肩前方飄出。這樣的練習由快至慢，每一～三下，覺得意念與筆合一後就調慢一次速度；到最後心中會有一種心平氣和的感覺，而手上的筆會隨著意念，堅定地畫出一筆一筆的斜挑。在相同心平氣和的感覺下，改為在空曠的桌面上，寫出一筆筆斜挑，最後才沾水改在水寫紙上練習。

每天做這樣的練習三～五分鐘，讀者將可以很快地體會「太極易象書法」中「斷崖古松」的勁道與神采。

第四節　新的《筆陣圖》

一　太極易象書法

《筆陣圖》經過筆者以太極十三勢的「氣、勢、勁」詮釋與補充之後，已經是相當完備，如此一來《筆陣圖》應該要恢復它應有的地位。但經過這樣的詮釋與補充之後，也已經不是它原來的樣貌了，更精確地說：這是透過易理，用太極拳的意、氣、勁對書法的詮釋，為了方便讀者在後面的章節中區分原始《筆陣圖》與這擴充版之間的不同，筆者將這擴充版的《筆陣圖》稱為

「太極易象書法」。

「太極易象書法」有了筆者這兩種勁勢的補充與詮釋，已經變得比較完整且平易近人，如此大家要操作細節，與後續研究，也才有階可上。也才能廣泛地推行至一般的殷殷學子，讓全世界所有的書法愛好者，都能有如親炙衛夫人的諄諄教誨，大家都能接受與王羲之相同的教材與引導。讓有心精進的書法愛好者，縮短個十幾年的學習時間，也是合理的期待。

二　快速突破書法關隘

既然知道了衛夫人的書法秘訣，依我個人的經驗：在挑水、種菜、爬山、看海或習武時如果剛好有前述《筆陣圖》所描述的情景，這種直接體驗的感受最深入，比筆者拙劣的文字敘述更勝千百倍。所以建議讀者：最好能常常去爬爬有奇岩異石的高山，到古木參天的森林；或去有巨浪滔天的海岸，看看自然奇觀並就近觀察大自然的運作；或是到田野間種種菜，去親近大自然，靜心揣摩「道法自然」的道理，去體驗一下當年書聖——王羲之看到自然之美的感受。

建議讀者在本章的境界裡停留一陣子，快則一個月，慢則一年，把上述的筆法要訣完全吸收內化，再往下一章節閱讀。筆者看到一些急躁的同好，在不到三個小時裡，就想突破自己幾十年來，以肌肉力寫字的舊習慣，那恐怕只有離道體不遠、天才型的人物才有此能耐。筆者資質駑鈍，是花了將近三十年的時間才有

所突破，又花了約兩年的時間的揣摩與驗證，才能確認所得。雖然我已經把這三十餘年的心得寫進本書，但這「太極易象書法」可說是要前往大師境界的跳板，也不是那麼簡單光看看理論就會。讀者一定要經過一次又一次的體驗與鍛鍊，讓自己身體有所記憶，才能有紮實的根基，後面的章節中才能運作得心應手。所以請讀者不要貪多，先好好地浸淫在這千古不易，歷久彌新的先人智慧裡面，先讓自己接受心靈的洗滌，完成了脫胎換骨的資質之後，再迎接新的挑戰。

在此脫胎換骨的階段，讀者一定要天天欣賞本書所附的圖照與大師作品；並多多去看書法展、聽講座、欣賞名家字帖；去體悟書法名家的手法、勁道與意境；這些都是非常有助益的。讀者如果想更深入追求書法意、氣、勁等境界，最好還是能找個高明的武學老師，練練太極拳。這樣比較容易體會後面章節所說的**「以意使氣，以氣運身」**的書法要訣；又可以修心養性、練氣養生、陶冶性情，有益於書法深度與廣度，同時也有機會練就「書法太極」這種文武兼修的高深武術。

三 懂得欣賞，就是進步的開始

相信大部分的讀者研讀至此，都能恍然大悟，原來古人早就把如何讓書法有勁道與神采的秘密，透過一些隱晦的口訣，留下來給我們後世子孫了。只可惜大家都不求甚解，而讓這驚天之秘被淹沒了將近兩千年。讀者弄通了這些秘訣，就算筆法沒有馬上

進步，至少也提升了鑑賞的能力，知道那些看來軟弱無力、毫無神采的書法作品是缺少了什麼元素？有了欣賞作品的能力，那就是提升自己功力的第一步；因為能看出了細微的差異，才有進步的空間。

在此我們要來欣賞鍾繇的書法作品，衛夫人的書法傳自鍾繇，想必鍾繇也有類似《筆陣圖》的書法要訣。雖然鍾繇的書法作品中還有些許隸書的影子，但我們也可以看到如「太極易象書法」中所陳述的筆法。

太極氣功與書法 王羲之書法中的養生能量學

第三章

太極易象書法

第一節　《筆陣圖》未解之密

　　在春秋戰國時代，古人對練氣養生的修練已經非常盛行。老子的「綿綿若存，用之不勤」，莊子的「吹呴呼吸，吐故納新」都是古今養生家與武術家遵循的重要法則。但後世的宗師們因個人的條件不一，追求的目標不同，或另有所悟；各門各派又發展出無數的修練功法，他們為了保有自己的領先地位，對自家的修練心法大多是密而不宣，流傳在外的只是隻字片語，並充滿了隱喻或代號。

　　練氣是高度內化的養生運動，除了丹田內轉、氣走經脈等能量層次的功法之外，敬、靜、淨、定等精神層次的修練更是成功與否的關鍵，非有人點傳，外人通常是無法越雷池一步，甚至自己門內的弟子也逐漸失傳。

　　書法的勁道與神采也是個人能量與精神層次的體現，許多書法專家也認為這些東西很難分析與教學，只能靠學生自己去修練

與體悟，故人人都有如在茫茫大海的迷霧中探索，期待有一天能看到應許的陸地。

幸好有《筆陣圖》對書法的勁道與神采，做了一番具體意象的陳述，給了後世書法愛好者有一個台階可上，也給了現代養生家一個另類的養生功法可以借鏡。

衛夫人、王羲之等人提倡了文字的自然之美後，近兩千年來有學過書法者多如恆河之砂，孜孜於書法研究者也是不計其數，有無數的人，希望自己能寫出如書法宗師們所述的勁道與神采，同時還能練氣養生、長命百歲。

但清‧朱屢貞就感嘆道：「**讀孫過庭書譜，委曲詳盡，切實痛快，為古今論書第一要文。惜其所撰執、使、轉、用之法，泯滅無傳。**」原來書法大師們還有重要的部分沒講？或講了卻大家都聽不懂？總之，絕大部分的人不滿意！

第二節　漢字之美

一　五度空間的漢字之美

其實也不能怪這些書法大師不給外人透露完整的教學內容，因為這漢字之美也真的很難講清楚。漢字在有形與無形藝術之間，共有五度空間之美，缺一不可，最困難的是這五大空間之美各有許多注意事項，而且它們之間環環相扣，牽一髮而動全身。

這麼多的變數攪在一起，古人又沒有完善的教科書，實在不是很容易說清楚；就算說明白了，還要看學生的資質與機緣如何。若學生不知珍惜，或毅力不夠、半途而廢，甚至不知感恩倒過來反將一軍，那豈不是白忙一場、活活氣死？（反過來說，如果學生跟的老師沒有料，或死不傳終極要訣，那五～十年的光陰也就丟到水溝裡囉！）

最早期的漢字，是由點與線等一維的線條所組成的象形文字，但因為毛筆的筆鋒是圓錐形，且柔中帶剛，可以將點、線的一維空間，轉化成二維帶有寬度的平面筆畫。但簡單的二維平面筆畫，會讓字體顯得非常拘謹與嚴肅，也只能在結字、比例等外形上做出變化。

人體在運動過程中會有自然的起伏、波動與迴旋，要以毛筆寫出等寬、彎曲迴轉的二維筆畫，是不符合人類的運動生理學。故歷代的書法家研究出在運筆時以提按、使轉、波疊技巧，配合用墨，可以把平面的筆畫，寫出書法第三度空間的立體感❶，呈現了符合人體工學的書法藝術之美，書法自然不會平淡無奇。

秦朝的小篆反其道而行，要求以等寬的平面線條來結字，違反了人體自然的律動，故擁有政治力支持的小篆，下場竟只有短短的歷史生命。

東漢的蔡邕在其書論《九勢》❷中更進一步提出：要將天地間自然的能量❸結合人體的自然律動；神意一動，全身內氣與大自然的能量相應，配合毛筆的特性，一切順勢而為，故其勢來不

可止，其勢去不可遏。

如此寫字可以產生書法第四度空間之美——自然的力道與飛動的韻律感。如此一來，寫字自然生動活潑、輕盈飛動或蒼勁有力，像是活生生地在紙面上舞動，這更是電腦列印字體難以呈現的藝術感。

衛夫人或王羲之、孫過庭等幾位大師還更進一步要求，要同時把自己的神、意與天地間的靈性、大自然之美結合，更把書法家內在的思維與情感傾瀉於紙上，這才具足了書法的第五度空間之美——天地自然的神采與靈動，傳達了書法家內心的思維與感情。

❶古人以「錐畫沙」來形容筆畫的立體感。寫在沙灘上的筆畫會呈現兩邊淺中間深的物理特性，「錐畫沙」除了表達筆畫要有立體感的同時也說明了「中鋒行筆」的穩健筆法。也能凸顯字體筆畫險峻的韻味，可以將書法家展現某種情緒的抒發展現得淋漓盡致。

❷蔡邕書論《九勢》：「夫書肇於自然，自然既立，陰陽生焉，陰陽既生，形勢出矣。藏頭護尾，力在字中，下筆用力，肌膚之麗。故曰：勢來不可止，勢去不可遏，惟筆軟則奇怪生焉。」

❸大自然有許多能量隨時作用在人體身上，如地心引力、大氣壓力、陽光、空氣、冷熱、牛頓三大運動定律，流體力學……等，甚至連呼吸、心跳、肌肉的伸縮等等，是人自呱呱落地之後，就必須時時承受、運用，並隨之變動的自然之力。但因我們已經習以為常，故大多數人沒有感覺到這些能量的變化而已。

二　勁勢是進階的奧祕

王僧虔在《論書》中明確地指出，字以「**神采為上，形質次之**」。書法有形的方位、結字、用墨等大家都看得到，也較有規則可循，故容易分析、討論與教學。

書法中無形的神采則是個人的靈性、修養等精神層次的體現，因為看不到，完全無法測量，所以它需要附著於形質之上，否則就無法討論與欣賞。

有形與無形中間地帶的質──勁勢，則與執筆者內在的能量有關，也很難目視與量化，但尚可用物理學來做定性分析與探討，因此勁勢就扮演了一個上下貫串的關鍵性角色。

讀者應該有發現，上一章衛夫人《筆陣圖》中的隱喻，都是勁勢與神采同時呈現。所以我們要提升書法的神采與意境，除了個人的靈性、修養之外，還得藉由勁勢與能量的鍛鍊，讓書法四、五度空間的美同時提升，才有辦法呈現書法的靈性之美，也可以讓書法練氣養生的功效倍增。

蔡邕提到勁勢的產生是本乎自然，兩千年來高明的書法家都能悟到自身勁勢的產生，也能在筆法上運用自如，所以佳作屢見不鮮。但能身悟者也不見得能說出一番道理來，又加上保守的門派之見，只有少數書法家留下了隻字片語，後人想要探討這些勁勢秘訣，也只能在這些言簡意賅的短句中摸索。所以我們先來看看，歷代書法宗師有關於勁勢有什麼樣的說法：

漢·蕭何：出沒須有倚伏，開闔籍於陰陽。

東晉·衛夫人《筆陣圖》：下筆點畫波撇屈曲，皆須盡一身之力而送之。多力豐筋者聖，無力無筋者病。

王羲之云：書之氣，必達乎於道，同混天之理，望之惟逸，發之惟靜，敬之法也，書妙盡矣。

清·曾國藩《致諸弟書》：天下萬事萬理皆出於乾坤二卦，即以作字論之，純以神行，大氣鼓盪，脈絡周通，潛心內轉，此乾道也。……作字而優遊自得，真力瀰漫者，即樂之意也。

清·程瑤田：昔人傳八法，言點畫之變形有其八也……損之則二法而已；二法者，陰陽也。陰生於陽，陽生於陰，此天地之化，消息之道也，文字得之而為頓折焉。

以上有關書法勁勢的秘訣，我們可以將其分為兩大主題來討論：

一是有關勁勢產生的方法，計有「**同混天之理、達乎於道、陰陽開闔、乾坤二卦、潛心內轉、陰陽生化、盡一身之力**」等無極生太極、太極生兩儀的哲理，很明顯地是根源於中國最古老的易象、八卦之理。幸好中國的另一千古絕學——太極拳也是依此❹而立，據此，我們的探索才不會完全沒有頭緒，也終能突破太極拳與書法之間互通的管道，將太極勁法轉化為書法的勁道與養

❹清·王宗岳 太極拳論第一句話就是「太極者，無極而生，動靜之機，陰陽之母也」直接點出了太極拳的本質就是無極生太極，太極生兩儀的核心理論。

生竅門。

二是勁勢的傳遞與運用，計有「**大氣鼓盪、真力瀰漫、脈絡周通、望之惟逸**」等，針對意、氣與毛筆、筆畫之間能量傳遞的方法，提出了具體的要求。

這部分為我們說明了執筆、運筆的技巧，也是非常地重要與繁雜，我們留待下一章裡專文討論。

三 自然界中的陰陽開合

「勢」是指陰陽分開後，在自然界中產生了不平衡的狀態。因大自然有一種自我平衡的法則，若有合適的管道，這不平衡的狀態就會產生能量的流動以尋求平衡（如風勢、水勢、雨勢、電勢……等），中國人更把它延伸至任何有落差的事物上（如山勢、兵勢、氣勢、趨勢……等）。

雷電的產生就是因為雲層中水滴的摩擦作用，讓雲層與大地之間有數百萬伏特以上的電勢（電位差），並在合適的環境下所產生劇烈的平衡作用。雷電是大自然產生的勢能，來去不受控制，人類無法精確地掌控及應用這種強大的能量。但是人造的市電、直流電等，則是人類所能掌控的電勢，現代科技可以利用它來做各種的應用，如電鍋、馬達、電腦、手機，以及各種人工智能系統……等等。

有讀過大學物理學的讀者應該都知道：除非是超導體所做成的電路，一般導體或多或少都存在著電阻。電流通過這些電阻時

會發熱而消耗了部分的能量。所以全世界有難以計數的科學家，花了無數的金錢與心血在研究：要如何產生更多環保、可控的「電勢」，及如何減少不必要的浪費，希望把所有的電能通通導引到有用的目標功能上。

而人體的「勁勢」也是一種能量的蓄積與流動，歷代的武學宗師們也是花了畢生的精力在研究：要如何藉由大自然的能量來產生、強化人體的勁勢，並讓此勁勢完美、隨心所欲地發放到目標物上。

所有高明的武學宗派都有其獨門的勁勢產生與收發方法，太極拳則把十三種大自然界中，人類運動、武學可利用的勁勢，分類整理為五行與八卦兩大類，合稱「太極十三勢」。學武之人在熟練了太極十三勢之後，可藉由天地勁勢，在不用力的情況下，發出比自己一般用力方式更有威力的整勁；這是太極拳不用力，卻很有威力的重要秘密之一。

第三節　太極氣功（丹田）寫字法

一　書法與太極拳千絲萬縷的糾葛

如前一章所示，筆者就是發現《筆陣圖》所描述的筆畫意境，跟太極十三勢十分雷同，才開始了這一段奇妙的際遇。然後又發現，書法與太極拳皆根源於中國古老的易象之理，以無極生

太極、太極生兩儀的哲理為核心思想；書法要求「**盡一身之力而送之**」，太極十三勢也要求意氣貫串、勁要整；太極拳的纏絲勁法也與運筆、使轉的要求完全相符。

書法與太極拳的核心思想既然相同，那麼《筆陣圖》沒講清楚的勁勢修練方法，是不是也可以拿太極十三勢的方法來用呢？如此一來，既可以把太極十三勢所產生的勁、勢來產生提按、使轉、緩急與遲澀的變化，成為筆畫勁道與靈性的基礎。寫書法時又可同時獲得修練太極拳的諸多好處，其練氣養生的效果也有倍數的加乘。

但有許多讀者從來沒有練過太極拳，或對太極十三勢的理解還有偏差，要他們以太極十三勢來寫書法是相當困難的。因為太極十三勢除了自己的身形結構、意、氣、勁、勢……等要點之外，還有雙方攻防的方位、意念、陰陽開合……等要注意。

一般人注意了手腳就忘了丹田，注意了丹田又忘了放鬆，再加上形、意、氣的陰陽開合，以及克敵制勝的攻防應用，經常是顧此失彼、弄得手忙腳亂，反而打擊到初學者的信心。所以，本書要先介紹一個更核心、簡單、易學，只討論人身如何與大自然能量結合的寫字法──「太極氣功（丹田）寫字法」。

二　丹田運轉是自然

讀者千萬不要被「丹田」這個古老的專有名詞給嚇到了，以為要像武俠小說中的男、女主角躲到深山中、瀑布旁或古墓裡修

練個十幾年才能出道，或以為這是神仙之術，沒有讀破萬卷書之前沒有辦法通悟。

其實初階氣功的丹田運轉就是核心肌群的運動，只是比一般的體能運動還要注重意、氣的配合，是一種內外兼修的核心肌群運動。要把丹田運轉練得出神入化❺地應用於武術對敵上，除了要有天份及明師的口傳手授之外，更要花許多的時間來揣摩練習才能有所成就。如果只是要把基礎的丹田運轉，融入筆法勁道之中並不困難，一般初學者大約只要讀完本書，並花上幾個禮拜時間的練習就可以有一定的水準了；有慧根的讀者甚至可以仔細地讀完本書，只要三、五天就可以悟得大部分的具體操作。

太極拳本乎易理，以陰陽、五行、八卦立論，是崇尚順天應人、自然放鬆的拳術。既然拳是自然，其基本功裡的丹田運轉，必也都是你我在日常作息、運動中都看得到、用得到的勁、勢；是合乎運動生理學、牛頓三大運動定律等一切的自然法則。只因為已經完全融入你我日常工作與運動中，又太細膩、太自然了，故大部分的人沒有察覺，更不知如何加強，並應用於武學、書法與養生中。

本書採用丹田核心肌群配合八卦所產生的勁勢來說明筆法，雖然是一個史無前例的創舉，但其實它們還是合乎人體自然運動

❺在太極拳中每個丹田的運轉都有正逆轉、前後轉、升降、出入、鼓盪、聚散開合、大小相間、綿延不斷……等非常多的問題要考量，寫書法時的丹田運轉相對簡單多了。

太極氣功與書法──王羲之書法中的養生能量學

中核心肌群的基本操作。這遠比那些書法大師們的論述，要更貼切也具體多了，也比永字八法更為容易操作，且意境高遠。並幾乎與《筆陣圖》是一對一的對應關係，可以讓讀者把《筆陣圖》所要求的神采與勁勢，確切地落諸於紙筆之間。

丹田是氣之源、氣之海，寫書法之人若不懂得以丹田核心肌群運轉來發勁運筆，則都是以肩頸、大小臂的肌肉力寫字。有許多人字寫越多身體越僵、病痛更多，既少了那練氣、練意的養生好處，也永遠上不了大師的境界。

本書要介紹的初階丹田核心肌群運轉，配合下一章節的意、氣鼓盪功法，就是要讓讀者了解，如何以神、意、氣搭配丹田核心肌群與自然的能量，創作出衛夫人所要求的勁勢與神采。這還是適合初學者練習的基礎功法，至於高階的丹田運轉功法及武術應用，容待筆者於下一本書另外討論，敬請讀者等待；或請讀者另尋明師指點。

三　丹田的確切位置

人類的核心肌群可以概分為上、中、下三大群組。對於初學者而言，並不需要弄得很複雜或很精準，而是要先找出核心肌群與該丹田的重心位置，並能輕鬆地掌控它們。

1. 上丹田核心肌群

鎖骨以上的頭、頸、肩肌群，再加上頭顱的重心位置合組為

上丹田核心肌群（以下簡稱為上丹田）。正常的情況下，上丹田是以端置於尾閭的正上方為佳。讀者可以觀察三歲左右的小孩，當他們玩得興高采烈中暫停，很專注地凝神傾聽的時候，頭容端正、肩頸鬆放，有如一條絲線輕輕提住百會穴般，那就是完美的上丹田位置。

現今十幾、二十歲左右的青少年人卻有相當大比例的人肩頸僵硬，頭頸部嚴重偏離身體軸心而不自知，此垂垂老態且有越來越年輕向下延伸的態勢，這可能跟近幾年電腦及智慧型手機使用太過頻繁，不知節制有關。甚至有些家長將手機當成小孩玩具，這更是許多先進國家的一大隱憂。

上丹田的修練比較有風險，讀者千萬不可自行增加非本書所提供的修練方法。

2.中丹田核心肌群

鎖骨以下、肚臍以上，胸、腹及背部的肌群，再加上胸腔的重心位置合組為中丹田核心肌群（以下簡稱為中丹田）。中丹田以鬆肩垂肘、舒胸擴背，形如巨鐘時的內氣最為順暢。

讀者可以在輕鬆端坐的情況下，抬頭挺胸，然後做深呼吸，將會發覺有憋氣、胸悶、氣短且上半身僵緊，兩臂無法靈活操控等不太順暢的感覺；如果改採「抬頭挺背」的坐姿，再次深呼吸，細心的讀者將會發覺呼吸順暢，上半身鬆柔如故，兩臂可操控自如。中國有許多的養生家、武術家在數千年前就注意到了這

個現象，並有「含胸拔背」之口訣傳世。

只可惜自八國聯軍戰敗之後，國人對自己數千年的養生法則毫無信心；因此在現代軍隊、小學生活教育裡，強推歐美那只有五十分不到的抬頭挺胸。其實寫書法、練武、練養生功或任何運動時，「抬頭挺背」才是正確的身法。

讀者可以適度地將中丹田做各個方向圓形、8字形的旋繞或立體的凝聚與擴散，常常鍛鍊中丹田的運轉可提高胸腹折疊纏絲的勁道與順暢，不容易腰酸背痛，也有助於內臟的深度按摩，讀者可以在不大量流汗的前提下適量地練習。

3. 下丹田核心肌群

肚臍以下、會陰以上的臀、腹、骨盆肌群，再加上骨盆腔的重心位置，合組為下丹田核心肌群（以下簡稱為下丹田）。下丹田要輕鬆地以尾閭骨虛虛地意接頭頂正上方為佳，或者是在立姿時讓自己輕鬆地端坐在自己的大腿骨上方。最常看到的弊病是屁股嚴重地前凸、後翹，以至於腰部無法正確地端置於薦椎（腰椎第五節到尾骨之間）上，必須靠臀腹肌群緊繃來固定，故常常腰酸背痛，久則腰椎壓迫而產生椎間盤突出等重大病痛。

讀者可以嘗試輕鬆貼牆而立，讓自己的臀部、背部輕輕貼住牆面，嘗試以一手掌伸入腰間與牆面的隙縫中，無法插入才是正確的，如果可以輕易插入隙縫中，則表示下丹田沒有正確歸位。讀者可以嘗試像小狗夾住尾巴的模樣，把尾閭往內收，當可有效

地改善下丹田沒有歸位的弊病。

　　讀者可以適度地將下丹田做各個方向圓形、8字形的旋繞或立體的凝聚與擴散，常常鍛鍊下丹田核心肌群的運轉有助於下盤的穩定以及靈活運作，也有助於內臟的深度按摩，讀者也可加入下一章裡所介紹的各種練氣基本功法，有空就可以多多練習。

　　本書後面章節中除非另有註明，**凡稱丹田者，即指下丹田，**請讀者注意。

　　三個丹田分別擁有內聚（為陽，為實，以實線段表示━）、外散（為陰，為虛，以虛線段表示━━）兩種運作模式，交叉配合後 2^3 有八種丹田的運作模式，再加上聚散時可以導引其正逆旋轉，共可以產生十六種丹田的運作模式（勁勢），再把這十六種勁勢透過指、掌帶動筆桿，加上提按、使轉等運用，即可完美地表達書法筆畫所需的各種勁道。

　　書法的練習者若依照此法來寫字，才是以丹田核心肌群來寫字，脊椎做了適度且緩和的運動，內臟也獲得了深層的按摩，再配合意、氣的應用，就能學會書法練氣、養生的用勁技巧，並符合衛夫人所說：「**盡一身之力而送之**」的運作。

4.一法通則萬法通

　　筆者的經驗是三個丹田的組合與運轉相通，所以只要學會了以下任一筆畫的三個丹田運轉模式，則其他筆畫的丹田運轉模式就可以觸類旁通，所以學習筆法的順序不是絕對的。

讀者可以由前一章的《筆陣圖》裡，自己最有感覺的筆畫先開始；因為筆者是從「**高峰墜石**」這句話體悟到衛夫人的筆法秘訣，也覺得這個筆法的丹田運轉最簡單，所以就將它排在第一順位。後面的筆法也是照著筆者判定的簡易程度來排序，讀者可以參照練習；或將本章中每個筆畫丹田運轉的部分先略讀一遍，以自己最有感覺的筆畫開始練習，不要貪多求快，最好是把某一個筆畫的竅門弄通了，再仔細研究另一個筆畫。

第四節　筆法練習

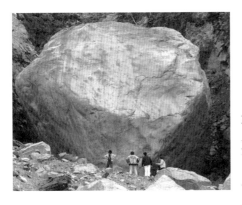

一　點──如高峰墜石

衛夫人的「高峰墜石」就是要王羲之在寫「點」畫時，要如巨石從高空落下之勁勢，以全身的質量帶動筆桿下墜，有摧枯拉朽無人能擋的感覺。

【原理】

人在立身中正、身心放鬆，只以意、氣佈滿全身的狀態下，將上、中、下三丹田以意念內聚，並疊成一直線如「乾三連☰」的狀態，因地心引力的作用，會自然地產生如巨石下墜般的勁勢。

【丹田運行】

兩腳與肩同寬立姿站好，進入無極狀態，兩腳平鬆落地不要踩死，好似腳心有一小汽球，兩手自然鬆落。輕而緩慢地自然呼吸，同時意想全身所有骨節通通鬆開，身體就好似一個大皮瓢，是以氣充滿全身而支撐起全身的身形與重量。感覺全身都已經放鬆之後，意想上、中、下三個丹田內聚後，垂直疊落在一條線上，如的☰樣子。

因地心引力的關係，三個丹田自然會產生由上往下鬆墜的感覺；初學者可以依照「眼觀鼻，鼻觀心，心觀丹田」❻的順序，逐步體會上、中、下三個丹田的下墜感。熟練後，這種感覺要一氣呵成、摧枯拉朽地直落至腳心。當腳底的小氣球接到此下墜之能量時，要將能量反彈而起，意想此鬆彈的能量通過腳踝、腿膝窩、胯關節後由尾閭導入脊骨，依照點的大小，全身約有0.3～1.0公分的沉浮❼。這樣的練習每回練習約三～五分鐘即可，不貪多而要常練，以找到正確的感覺並養成習慣為要。

【執筆練習】

讀者要以丹田內勁寫「點、」時，要先讓自己處在中正安舒的條件下，左掌輕敷紙面❽，右手以雙勾法執筆❾，並以意、氣跟身軀連接。要意想自身的上、中、下三個丹田，在人身的中軸線上堆疊成一起如「乾卦☰」的形狀，然後全身一鬆，引導三個丹田以雷霆萬鈞之勢，如從高空直直落下，帶動筆桿，透過筆鋒轟然落於紙上，並引導筆鋒落向點的底部。當落至下丹田時按

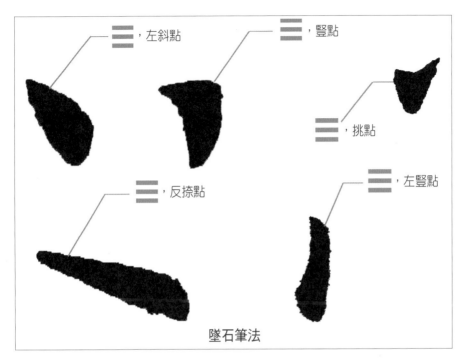

墜石筆法

筆迴鋒，注意要以氣運身，並以指尖輕扶筆桿自轉才能迴轉自如。

　　最後藉由著陸時嘎然而止的反彈能量收筆，全程都只以全身之意、氣落於筆鋒而不用拙力，則點畫的勁、勢自然到位，會有如《筆陣圖》所要求的「高峰墜石」之力與美。

❻這是小周天功法裡的氣在任脈的走法。請參考本書下一章「太極書法基本功——鬆的境界」一節。

❼如以坐姿訓練時，下墜之勁以尾閭虛虛接住；全身約有0.1～0.3公分的沉浮。

❽輕敷——只以氣貼住紙面，就像一張衛生紙輕飄飄地落在紙面般。初學者只要注意不要讓自己有壓到骨頭的感覺即可。

❾雙勾法執筆——請參閱本書下一章。

【注意事項】

以筆鋒落於點畫的開頭後，以身體軸心，順著點畫的邊緣些微地公轉，須注意要以腰胯帶動全身的能量、關節協調而公轉。能量到底之時，藉著餘勢以自轉捻筆回鋒，邊轉邊提。必須練至一沉一浮之間指掌完全不用力而點畫已成，整個點畫以內在能量的沉墜而筆鋒落於紙上，才會有高峰墜石般的墜落感。

為了方便於範例中註記、說明，我們使用☰來標示點畫的「墜石筆法」（參見前頁圖）。

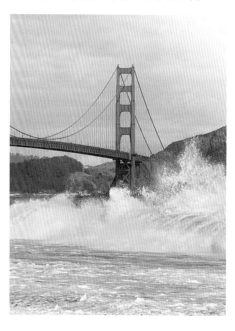

二　捺——如崩浪雷奔

衛夫人的「奔浪雷奔」是要王羲之在寫捺筆時，要如海邊的巨浪由小到大一波波地累積能量，並在拍岸的剎那間將能量完全釋放，激起一片驚天浪花後走向沉澱，歸於平靜。

【原理】

人在立身中正、身心放鬆，意、氣佈滿全身的狀態下，將上、中、下三丹田以意念連成——巽下斷☴的狀態，因為大自然地心引力的關係，下丹田無力支撐而人身會自然地產生往左右崩潰的勁勢。

【丹田運行】

　　兩腳與肩同寬立姿站好，進入無極狀態，待全身都已經放鬆之後，意想上、中、下三個丹田垂直疊落在一條線上，如「乾卦☰」的樣子。接著意想下丹田的一邊突然崩潰，如巽下斷☴的樣子，因地心引力的關係，讓上、中兩丹田集中往崩潰的一方滑落，如落向右邊，則重心微微地往右腳順勢加重，右手也隨勢自然地微微盪開；如落向左邊，則重心微微地往左腳順勢加重，左手也隨勢微微盪開。

　　這樣的練習左右開弓算一次，每回練習約三～五分鐘即可。不貪多而要常練，以找到正確的感覺並養成習慣為要。

【執筆練習】

　　讀者要以丹田內勁寫書法中的「一捺」時，要先讓自己處在中正安舒的條件下，左掌輕敷紙面，右手以雙勾執筆法鬆柔執筆，先意想自身的上、中、下三個丹田在人身的中軸線上堆疊成一起如「乾卦☰」的形狀，然後全身一鬆，引導三個丹田以雷霆萬鈞之勢從高空直直落下，當此能量一落到下丹田時，意想下丹田有如無力支撐的桌腳，一軟而往右邊崩落，而上、中兩丹田持續滑落向四肢及下丹田，如「巽卦☴」一般。

　　在全身順勢一鬆時，以虛按紙面的左掌為原點，重心微微地往右邊崩落，以意氣將此能量傳導至執筆之右手，全身之勁由小漸大，透過筆鋒落於紙上；當落下之勢用盡前一頓筆，利用餘勢反彈收筆，不用拙力而捺筆已成。

如此運筆，就很容易地完成《筆陣圖》「崩浪雷奔」所要求的如層層巨浪所展現的力與美。

【注意事項】

在下丹田尚未崩潰之前，以筆鋒輕微地落於捺筆的開頭，順著弧度往右運筆，當下丹田逐漸往下潰落，身體重心帶動執筆之右臂隨勢盪開，注意仍要維持身體軸線的端正，筆鋒則隨勢下落如浪之層層累積。以潰落能量的大小來決定筆畫的粗細、長短；寫大於自己一掌之寬的特大字時要開胯，大字開肩，中字開肘，小字開腕。下丹田落底反彈時提筆收尾。必須練至丹田一脹一落一彈之間，全程只以全身之意、氣落於筆鋒，指掌完全不用力，而捺筆已成。

為了方便於範例中註記、說明，我們使用☰☰來標示捺筆的「崩浪筆法」。

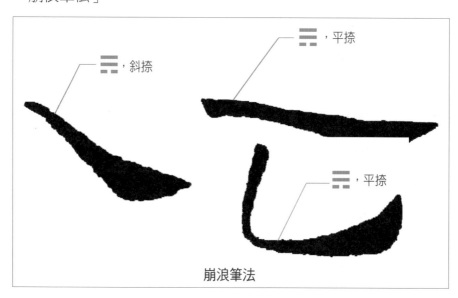

崩浪筆法

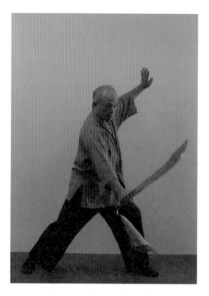

三　長撇──如陸斷犀象

　　衛夫人的「陸斷犀象」是要王羲之在寫往左下斜落的「長撇」時，必須站穩腳步、收縮腹肌，如以全身之勁帶動手中的長刀落下，以雷霆萬鈞之勢一氣貫串地由上往左下斜劈，在紙上畫出一條斜斜的長畫。

【原理】

　　人在立身中正、身心放鬆，意、氣佈滿全身的狀態下，將上、中、下三丹田以意念連成──離中虛☲的狀態，因大自然地心引力的作用，會自然地產生一股往體內拖曳而下的巨大能量。

【丹田運行】

　　兩腳與肩同寬立姿站好，全身所有骨節通通鬆開，心平氣和，只有氣充滿全身，兩手平伸。感覺全身都已經放鬆之後，意想上、中、下三個丹田垂直疊落在一條線上，如「乾三連☰」的樣子。接著意想中丹田內如有一黑洞要將上下兩丹田的能量吞噬，如圖☲的樣子，並意想意想周遭的氣也經由四肢收斂入骨，往中丹田匯集，讓手與心窩有一種順時針旋轉、心手相吸的感覺。

　　這樣的練習每回練習約三～五分鐘即可，不貪多而要常練，

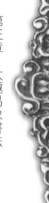

以找到正確的感覺並養成習慣為要。

【執筆習】

讀者要以丹田內勁寫書法中的「一撇」時，要先讓自己處在中正安舒的條件下，左掌輕敷紙面，右手以雙勾執筆法鬆柔執筆，意想全身一鬆之後，讓中丹田一含，意想中丹田內偏左後的地方如有一黑洞一直在吞噬這些能量，會因此有順時針方向旋轉的感覺，以意氣將此內縮的能量傳導至執筆之右手，並透過筆鋒劇力萬鈞（或輕柔）地由上往左下畫弧提按，如此即可以全身之勁寫好長撇而不用拙力，並透過水墨在紙上留下《筆陣圖》太極書法「陸斷犀象」所要求充滿能量的力與美。

【注意事項】

以筆鋒捻筆落於撇畫的開頭，須注意中鋒行筆，並要一動無

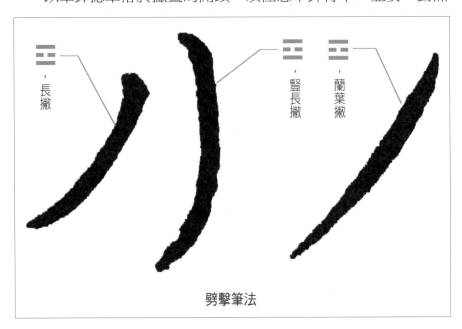

劈擊筆法

有不動，全身的能量、關節皆須協調而開，左手開右手合，以能量的大小決定筆畫的粗細、長短，寫超過手掌大小的特大字時要合胯，大字合肩，中字合肘，小字合腕。能量到底之前，視需要捻筆回鋒，或提筆收尾。必須練至一縮一捻之間指掌完全不用力，而撇畫已成。

為了方便於範例中註記、說明，我們使用☳來標示長撇的「劈擊筆法」。

四　橫——如千里陣雲

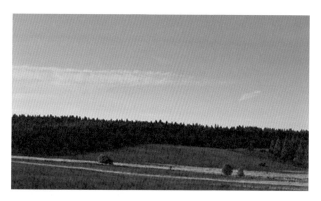

衛夫人的「千里陣雲」除了要有綿延千里之勢外，在擴散的同時還要有一股內斂、貫串的能量。

【原理】

人體在立身中正、身心放鬆，意、氣佈滿全身的狀態下，將上、中、下三丹田以意念連成——坎中滿☵的狀態，越是將上、下兩丹田鬆開，則中丹田的能量自會因大自然等均壓力的作用❿而產生往外擴散的勁勢。

【丹田運行】

兩腳與肩同寬立姿站好，全身所有骨節通通鬆開，心平氣

和，只有氣充滿全身，進入無極狀態。感覺全身都已經放鬆之後，意想上、中、下三個丹田垂直立在一條線上，如「乾三連 ☰」的樣子。接著意想上、下兩個丹田完全鬆開，而中丹田如充滿能量（氣）的汽球，持續的向外圍擴張，如☷的樣子。並以意念引導這股能量如暖流一般流向四肢，一直到手肘、手腕都有一種隨風飄起的輕鬆感。

這樣的練習每回練習約三～五分鐘即可，不貪多而要常練，以找到正確的感覺並養成習慣為要。

【輔助練習】

可以練習太極拳的混元樁、開合功等基本功，當有兩手、兩腳發熱、發脹等氣通的感覺。就知道自己練對來了。

【執筆練習】

讀者要以丹田內勁寫書法中的「一橫」時，要先讓自己處在中正安舒的條件下，左掌輕敷紙面，右手以雙勾執筆法鬆柔執筆，意想全身一鬆之後，讓中丹田脹滿氣，內氣由中丹田底向四肢及其餘兩丹田擴散，如「坎卦☵」的形狀。因左手輕扶桌面，意氣會將此內部所產生的能量反彈傳導至執筆之右手，並將指掌虛握的筆桿輕盈飄渺地向右行筆，則提按、迴轉自如，不用拙力

---

❿等均壓力——密閉容器內各部位的壓力會相等。密閉容器內的壓力是由氣體分子撞擊內壁而產生的，在其他條件不變的情形下，氣體會平均地分布於容器內部而壓力會趨於一致。人體的皮囊也類似一個內部充滿了氣血的密閉容器，故流體力學等均壓力的原理亦可大致適用。

地以全身之勁透過筆鋒落於紙上，輕鬆地展現《筆陣圖》「千里陣雲」所要求的靈動與生命力之美。

【注意事項】

以筆鋒捻筆落於橫畫的開頭，需些微地轉筆而開，順著橫線以中鋒行筆，須注意一動無有不動，全身的能量、關節皆須協調而開，以能量的大小決定筆畫的粗細與長短，寫超過手掌大小的特大字時要開胯，大字開肩，中字開肘，小字開腕。在能量發揮到八成滿之前微微一頓筆，然後捻筆回鋒，邊轉邊提。必須練至只以全身之意、氣落於筆鋒，一漲一縮之間指掌完全不用力，而橫畫已成。

為了便於範例中註記、說明，我們使用☷來標示橫筆的「陣雲筆法」。

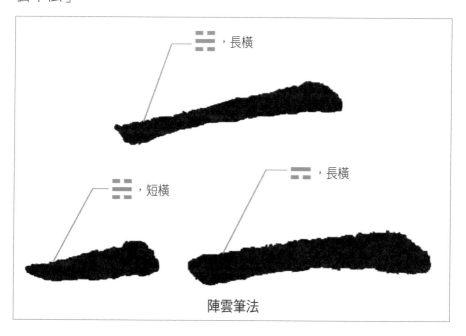

陣雲筆法

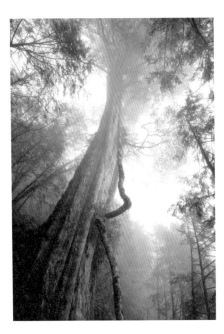

五　豎——如萬歲枯藤

衛夫人的「萬歲枯藤」是要王羲之在寫豎畫時，要上有依據而不歪，下有入地而能定；讓整個筆畫接天接地、充滿了無限的生命力。

【原理】

人在立身中正、身心放鬆，意、氣佈滿全身的狀態下，將上、中、下三丹田以意念連成——兌上缺 ☱ 的狀態，因上丹田的空鬆則意氣會順著背脊自然地上飄，而兩手相對應自然地產生下降的勁勢。

【丹田運行】

兩腳與肩同寬立姿站好，全身所有骨節通通鬆開，心平氣和，只有氣充滿全身，進入無極狀態。感覺全身都已經放鬆之後，意想上、中、下三個丹田垂直立在一條線上，如「乾三連 ☰」的樣子。接著意想上丹田完全鬆開，如 ☱ 的樣子，讓小部分意氣自然地向上飄昇，有接天的感覺。並意想引導其餘的意、氣流向兩手，讓腕、肘有一種很沉重的下墜感，好似要去綁鞋帶一樣，有接地的感覺。

這樣的練習每回練習約三～五分鐘即可，不貪多而要常練，

以找到正確的感覺並養成習慣為要。

【執筆練習】

讀者要以丹田寫書法中的「一豎」時，要先讓自己處在中正安舒的條件下，左掌輕敷紙面，右手以雙勾執筆法鬆柔執筆，要意想全身一鬆之後，讓中、下兩丹田脹滿氣而上丹田則完全鬆開如「兌卦☱」的形狀。意想小部分意氣自然地向上飄昇，攀住豎筆的起筆點，而中、下兩丹田相連而有下墜感，並將此能量傳導至右手指、腕，並以指掌虛握、輕柔地扶住筆桿，輕盈飄渺地提按向下行筆，以全身之勁透過筆鋒落於紙上而成一豎。才會達到《筆陣圖》「萬歲枯藤」所要求的生命力與美。

【注意事項】

以筆鋒落於豎畫的開頭，拈筆後順著直線條往下中鋒行筆，須注意一動無有不動，上丹田持續上開，以此所產生反向下按的能量大小，決定筆畫的粗細與長短，寫大於自己一掌之寬的特大字時要伸展尾閭至頂，大字展背至頂，中字展頸至頂，小字一想即夠，必須注意整個筆畫要順著丹田能量的變化而提按，千萬不可強行控制筆畫的粗細，才不會有毫無生命力、狀如電桿的豎畫出現。下按勢盡前提筆或捻筆回鋒收筆，必須練至一升一降之間只以之意、氣落於筆鋒，指掌完全不用力，而豎畫已成。

為了方便於範例中註記、說明，我們使用☶來標示豎筆的「枯藤筆法」。

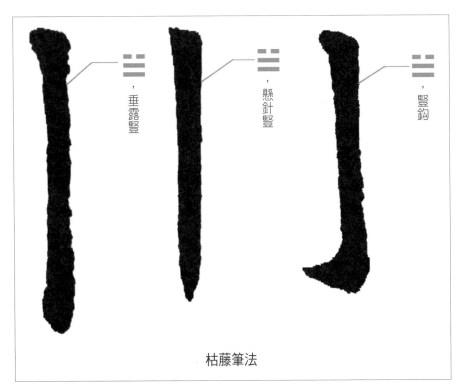

垂露豎

懸針豎

豎鈎

枯藤筆法

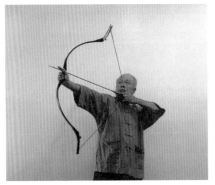

六 戈——如百鈞弩發

衛夫人的「百鈞弩發」是要王羲之在寫書法中的「弋」筆畫時，如一張被拉滿的弓，蓄藏著一股巨大的能量，讓搭在弦上的箭羽，躍躍欲試急於飛奔在廣闊的天際。

【原理】

人在立身中正、身心放鬆，意、氣佈滿全身的狀態下，將上、中、下三丹田以意念連成——離中虛☲的狀態，因大自然地

心引力的作用，會自然地產生一股拖曳而下巨大的能量。

【丹田運行】

兩腳與肩同寬立姿站好，全身所有骨節通通鬆開，心平氣和，只有氣充滿全身，進入無極狀態。感覺全身都已經放鬆之後，意想上、中、下三個丹田垂直疊落在一條線上，如「乾三連☰」的樣子。接著意想中丹田內如有一黑洞一直在吞噬這些能量，如☲的樣子，手與心窩要有一種逆時針旋轉將周遭的氣經由兩手收斂入骨，往中丹田匯集的感覺。

【執筆練習】

讀者要以丹田內勁寫書法中的「戈」時，要先讓自己處在中正安舒的條件下，左掌輕敷紙面，右手以雙勾執筆法鬆柔執筆，要全身一鬆之後，意想中丹田一含，以意氣將此內部所產生的能量傳導至執筆之右手，並以指掌虛握、輕柔地扶握筆桿由上往右下拖曳，結尾時依照所需，輕盈飄渺地提按或迴鋒轉筆，以全身之勁透過筆鋒落於紙上而不用拙力，與長撇的劈擊筆法一樣，惟能量的旋轉方向相反。才能達到《筆陣圖》「百鈞弩發」所要求的弓弩的弧度與所蘊含的能量之美。

【注意事項】

以筆鋒捻筆落於弓畫的開頭，順著線條輕微地往右下運筆，需些微地轉筆而開，須注意一動無有不動，右開左合。以能量的大小決定筆畫的長短，寫大於自己一掌之寬的特大字時要開胯，大字開肩，中字開肘，小字開腕。能量到底之前，捻

筆回鋒，邊轉邊提。必須練至一縮一展之間指掌完全不用力，而弓畫已成。

　　為了方便於範例中註記、說明，我們使用☳來標示戈筆的「弓弩筆法」。

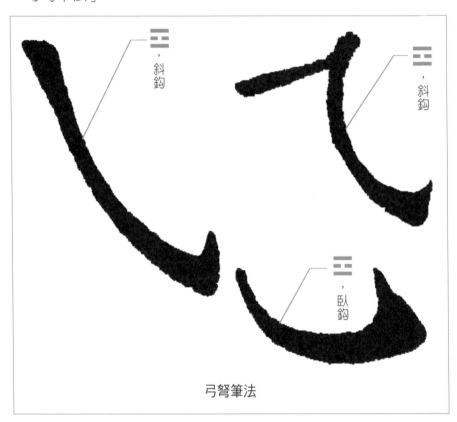

，斜鉤

，斜鉤

，臥鉤

弓弩筆法

七　折——如勁弩筋節

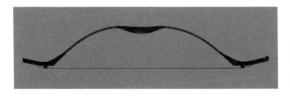

衛夫人的「勁弩筋節」是要王羲之在寫漢字「力」這個轉折時，

要把這個轉角的「筋節」寫得大小、角度適中且兩邊平衡、貫串，讓兩邊線條的勁勢並沒有因為轉折而中斷。

【原理】

人在立身中正、身心放鬆，意、氣佈滿全身的狀態下，將上、中、下三丹田以意念連成——艮覆碗☳的狀態，意想中、下兩丹田無力支撐由上丹田與兩肩連結所成的平台與台上沉重的物品，因大自然地心引力的作用而向左右傾倒，意想台上的物品往傾倒的一邊滑落，而當物品滑落之際中、下兩丹田因負荷的減輕，又把上丹田扶正，如此意念的一轉自然會產生一個頓挫折角的勁勢。

【丹田運行】

立姿，全身所有骨節通通鬆開，心平氣和，只有氣充滿全身，進入無極狀態，意想中、下兩個丹田完全鬆開，而上丹田與兩肩連動，如☳的樣子。意想右邊崩落而啟動左肘向右前方畫弧，意念要邊轉邊鬆落至右腳底一直到左腳後跟離地為止，然後右腳底的小氣球鬆彈回來，讓身形又恢復到無極樁的狀態。

這樣的練習要左右平均練習，每回練習約三～五分鐘即可，不貪多但要常練，以找到正確的感覺並養成習慣為要。

【執筆練習】

讀者要以丹田寫書法中的「折」時，要先讓自己處在中正安舒的條件下，左掌輕敷紙面，右手以雙勾執筆法鬆柔執筆，要意想全身一鬆之後，先以「坎卦☵」寫出橫筆的陣雲筆法。在能量

發揮到底之前，讓中、下兩丹田變成空虛，而上丹田則與肩合，如「艮卦☶」的形狀，因中、下兩丹田的右半身無力承載上丹田的重量而崩落，讓意念引導左肩往右胯合，以意氣將此合胯所產生的能量傳導至執筆之右手，並以指掌虛握、輕柔地扶筆桿地提按、迴轉，筆鋒自然會往右下傾斜，當此勁勢合至約八成時以意念將三個丹田轉為「兌卦☱」，則筆鋒自然會轉而向下成為豎畫的起點。

如此就可以達到衛夫人的「勁弩筋節」所要求的大自然所展現的生命力與美。

【注意事項】

此畫是由三個勁道接續而成，勁道不能中斷，讓筆鋒自然產生折角，並將橫畫的尾勁轉入直豎的開頭。有的書家會把橫畫收尾的頓筆寫完，再於橫畫右上角從新起筆寫一豎，外型接近但勁勢已斷，缺少一氣呵成的暢快與連動感，已經非《筆陣圖》中「勁弩筋節」所要求大自然的力與美。

須注意一動無有不動，全身的能量、關節皆須協調而開，以能量的大小決定筆畫的長短，寫大於自己一掌之寬的特大字時要轉腰合胯，大字轉腰合肩，中字轉腰合肘，小字意念合腕即可。必須練至一鬆一合之間指掌完全不用力，而轉角已成。

為了方便於範例中註記、說明，我們使用☶來標示折角的「筋節筆法」。

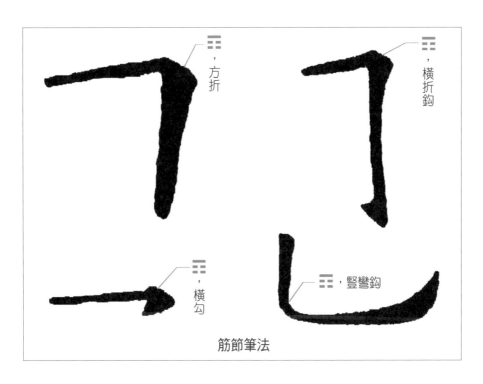

，方折

，橫折鉤

，橫勾

，豎彎鉤

筋節筆法

八　短撇──如飛燕返巢

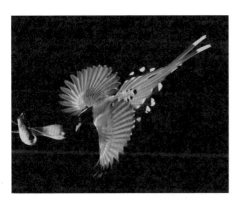

依照太極意象書法，短撇要如飛燕返巢時的輕盈掠過，給人驚鴻一瞥之感。

【原理】

人在立身中正、身心放鬆，意、氣佈滿全身的狀態下，將上、中、下三丹田以意念各自斷開成──坤六斷　　的狀態，因丹田皆不相連而鬆至極致，三個丹田斷開崩落的勁勢會在人體產生以中軸線為中心的鬆彈，帶動四肢自然地產生如飛燕掠

109

過屋簷下一般的輕快勁勢。

【丹田運行】

兩腳與肩同寬立姿站好，全身所有骨節通通鬆開，心平氣和，只有氣充滿全身，進入無極狀態。先意想上、中、下三個丹田垂直立在一條線上，如「乾三連☰」的樣子。接著意想三個丹田皆左右不連地往內崩潰塌陷，如「坤六段☷」的樣子。並以此勁勢有意無意地以中軸為圓心帶動四肢，全身有一種輕靈彈抖的輕鬆感。

這樣的練習每回練習約三～五分鐘即可，不貪多而要常練，以找到正確的感覺並養成習慣為要。

【執筆練習】

讀者要以丹田內勁寫書法中的「短撇」時，要先讓自己處在中正安舒的條件下，左掌輕敷紙面，右手以雙勾執筆法鬆柔執筆，落筆後，意想全身一鬆之後，讓三個丹田從中分裂而崩潰，以此勁勢帶動兩肩肘掌旋轉、彈抖。以意、氣將此內部所產生的能量傳導至執筆之右手，並以指掌虛握、輕柔地扶握筆桿由上往左下輕盈快速地由按到提，讓筆鋒輕快地在紙上畫出一短撇而不用拙力，才能達到太極易象書法中「飛燕返巢」所要求的力與美。

【注意事項】

須注意一動無有不動，全身的能量、關節皆須隨著意念而彈抖，以能量的大小決定筆畫的長短，寫超過自己手掌大小的特大

字時要彈抖腰胯，大字彈抖肩，中字彈抖肘，小字彈抖腕（這是公轉）。必須練至一捻一彈之間指掌完全不用力，而短撇已成。

　　為了方便於範例中註記、說明，我們使用☷來標示短撇的「燕返筆法」。

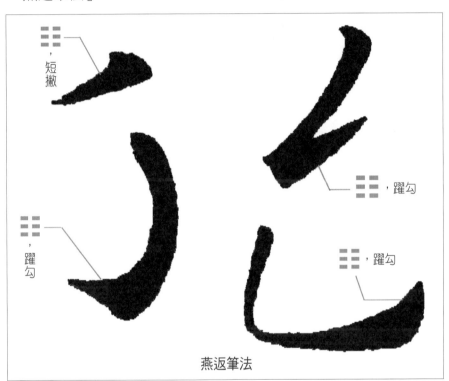

燕返筆法

九　斜挑—— 如斷崖古松

　　依照太極意象書法，斜挑的筆畫必須如斷崖古松般接地有力，然後輕盈地挺伸至空中。

【原理】

　　人在立身中正、身心放鬆，意、氣佈滿全身的狀態下，將　　111

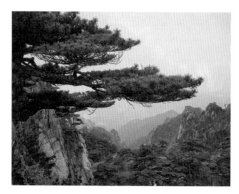

上、中、下三丹田以意念連成——震仰盂☳的狀態，因大自然等均壓力的作用，下丹田會將上、下兩丹田下墜之勢鬆軟地反彈，則會產生如斷崖古松般挺伸入天的勁勢。

【丹田運行】

立姿，全身所有骨節通通鬆開，心平氣和，只有氣充滿全身，進入無極狀態，意想上、中兩個丹田完全鬆開，而下丹田如充滿了能量（氣）的大汽球，持續的向外圍擴張，如☳的樣子。要意想下丹田膨脹的能量如暖流般流向四肢，一直到腕部有一種隨風飄起的輕鬆感。

這樣的練習每回練習約三～五分鐘即可，不要貪多而常練，以找到正確的感覺並養成習慣為要。

【執筆練習】

讀者要以丹田內勁寫書法中的「挑」時，要先讓自己處在中正安舒的條件下，左掌輕敷紙面，右手以雙勾執筆法鬆柔執筆，要意想全身一鬆之後，讓下丹田脹滿氣如「震卦☳」的形狀。意念放在腳底，內氣再向上兩丹田及兩肩如雲一般地輕輕地擴散至全身，以意導氣，將此內部所產生的能量傳導至執筆之右手，指掌虛握筆桿輕盈地由按捻後提，以全身之勁透過筆鋒推出一斜挑。才會達到太極易象書法中「斷崖古松」所要求的生命力與美。

【注意事項】

以筆鋒落於斜挑筆畫捻筆開頭，順著線條輕微地往上運筆，邊運邊提，須注意一動無有不動，右開左合，全身的能量、關節皆須協調而開，以能量的大小決定筆畫的長短，寫大於自己一掌之寬的特大字時要開胯，大字開肩，中字開肘，小字開腕，寫這一筆畫時有犀牛望月之勢。必須練至一縮一展之間指掌完全不用力，而斜畫已成。

為了方便於範例中註記、說明，我們使用☷來標示挑筆的「古松筆法」。

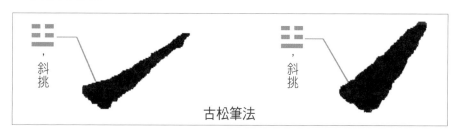

古松筆法

第五節　臨摹字帖

一　太極易象書法範例

在前一章裡，我們看到了古人「永字八法」的詮釋，它們缺少對筆法意境的解析，對勁道的詮釋也是偏向於使用拙力，故對如何練就書法勁道與神采的幫助不大；又無自身意氣、丹田與大自然能量結合的運用，也無練氣養生、文武兼修的神奇效果。

下圖的永字則以太極易象書法的筆法規則來標示，每一筆都標明了該筆法的丹田相對狀態，讀者可以假想自己提筆在寫該範例，配合著眼神優游至每一筆畫時，就以意念讓自己的三個丹田也相對應的呈現該卦象。

例如：眼神落在點畫的開頭時，意想上、中、下三個丹田呈現聚合並重疊成「乾三連☰」的樣子，讓這落下之勢自然地直奔到底即可；然後眼神落在一橫的開頭時，意想丹田如「坎中滿☵」的樣子，並意想四肢鬆散飄開；眼神落在轉折時，意想上丹田與肩合如「艮下斷☶」的形狀；……如此一筆畫一卦象地一直演練下去，依此心法，光眼神走完了一個永字，就會有手腳溫熱、通體舒暢，欲罷不能的愉悅感。

當然已經熟練太極易象書法內涵的讀者，也可以改用墜石、陣雲、崩浪等筆法之意象作上述的練習，也會有相類似的效果，

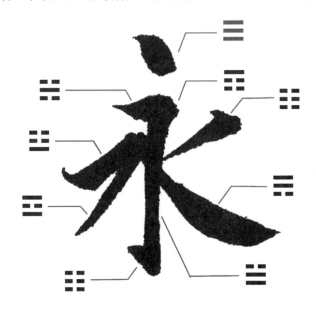

讀者最好是兩種都嘗試看看，再選擇自己合適的心法練習。讀者若能再熟練下一章的「**以意使氣，以氣運身**」的功法，兩者相合，則練氣養生的效果會更加的明顯，日久對自身內在意氣的運轉必定非常熟練，當可收事半功倍的神奇效果。

二　實際動筆，臨摹字帖

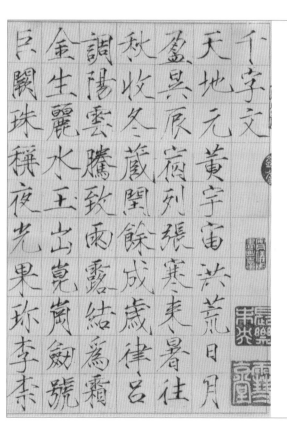

大師作品

宋徽宗——瘦金書千字文，此帖也都能符合太極易象書法的筆法，又因其變化較少，且其筆畫瘦長，提按、使轉的運筆動作又很明顯，很容易學到作者的筆法，反而是太極易象書法初學者理想的臨摹字帖。有書局出版放大版的字帖，很適合讀者參考、賞析。

三　以自己為師

初學者還不熟悉每一筆畫的相對太極易象筆法，在臨摹字帖

115

時，可能會在筆畫的理性判讀與創作中，一直在左、右腦間轉換，讓好不容易把丹田與自然共鳴所產生的感覺一再中斷，致使練字、練氣的整體效果大打折扣。

所以，初學者最好能以標註太極易象筆法的範本或描紅字帖來練字，直接學習正確的丹田運轉來練習筆畫，專心於筆法神韻的掌握，將可以很快地渡過這太極易象筆法的生澀期，即早進入書法第四、五度空間之美的修練，並開始享受書法養生的樂趣。

「道法自然」，本書所有的練習方法都是在幫讀者找回最原始、最自然的本我，但自然的變化萬千，絕非任何一人所能盡述。筆者所提供的也只是其中一個入門的方法，所以在練就本書所提的功法之後，還要以您自己為老師，在敬、靜、淨、定的規範下學習鬆柔，讓大自然的氣勁引導您身體的運動，自然會有屬於自己風格的神妙筆法。

建議讀者先由立姿，以約3cm直徑的大斗筆寫超大字開始練習；這樣比較容易體會大自然的各種能量在體內流竄所產生的影響，也比較容易讓身體產生共鳴與互動。等熟悉本書所介紹的所有功法之後，再以大楷→中楷→小楷的順序逐漸換成小號的毛筆。建議讀者在寫小於二寸以內的字，才以浮臂懸腕的方式坐下寫字，但要注意保持「以意使氣，以氣運身」的重要心法，以免把好不容易養成的輕靈、鬆柔習性給破壞了。

太極氣功與書法 王羲之書法中的養生能量學

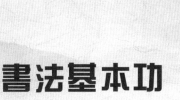

第四章 書法基本功

第一節　渾身鬆柔先天勁

一　勁勢的傳遞

前面我們解讀了衛夫人《筆陣圖》的意境與神采，並以勁勢與自然之美來補充了《筆陣圖》所缺的筆訣。筆者也以丹田運轉來說明書法勁道產生的法則，讓太極十三勢的勁道與書法的意境、神采做了完美的連結。

讀者如果有正確地體悟，應該就可以將書法中最難的第四、五度空間之美以及環節給接上了，開始進入文武雙修的領域，每寫一日書法，就能精進一日的氣勁與神采。

但對部分的讀者而言，還有一層重要的問題要解決：就是勁勢如何傳遞至紙筆之上的問題，這是第三與第四度空間之美的環節。因為意境、神采再高超，勁勢產生得再完美，如果傳導過程入七折八扣，甚至反其道而行，那效果有多悽慘是可想而知的。

二　以意使氣，以氣運身

在前一章，書法大師們對於勁勢的傳遞，提出了「**大氣鼓盪、真力瀰漫、脈絡周通、望之惟逸**」，來說明寫書法時的身心狀態與執筆、運筆的技巧。這幾句簡單的隻字片語，給了我們很好的探索指南，因為這些勁勢傳導的基本方法，跟太極拳練氣、養生與鬆柔的基本功又是完全一樣。

在前一章的案例中，許多武學宗師們在開發自家的功法時也發覺：勁勢產生後，如果筋骨、肌肉一緊繃，就好像在電路中多加了許多的電阻，會讓原本順暢的勁勢受阻，讓許多能量浪費在無益的地方，反而容易傷害了自己的內臟、筋骨，甚至走火入魔；他們也發現了只有意、氣來配合丹田的運轉，才能把勁勢用得盡善盡美。

故有許多專練鬆柔、不用力的太極拳門派，就會要求門下弟子一開始就要去除拙力，並以「**以意使氣，以氣運身**」的功法來讓自己渾身鬆柔，才可加強勁勢的完整，進而達到「**盡一身之力而送之**」的完美整勁。

中國書法既然也是在追求人體運動藝術的極致，故在其運筆中也同樣期望沒有一絲絲拙力卡住筆勢，所以「**以意使氣，以氣運身**」的鬆柔運筆（配合上一章節的丹田運轉方法），才能符合上述書法大師所提的要求，是書法高階美學重要的基礎功法之一，所以讀者一定要好好地細讀。

三 氣的眞義

「氣」這個觀念對東方人而言是毫不陌生的，尤其中國人在日常生活中「氣」是無時無刻存在於你我之中，例如：天有天氣、地有地氣、人有人氣，還有氣勢、生氣、病氣、運氣……。在中國人日常生活的用詞之中，「氣」幾乎就是能量、健康活力與訊息傳遞的綜合代名詞。

在中國醫家的眼中「氣」還有營養、免疫力、遺傳、體質等的意涵，如：營氣、衛氣、元氣、血氣等。在中國養生家與武術家的眼中，氣與氣、氣與勢之間是可以透過某些技巧使其積蓄、流動、轉換或合併；並且透過「意」的修練，人體的氣還可以與大自然的氣、勢溝通、結合等，所以**「以意使氣，以氣運身」**是中國武學功法裡，培養先天勁及養生的重要修練方法之一。

「太極易象書法」既是以人類的內在能量，與大自然運行的法則寫字；所以意、氣的修練，正是「太極易象書法」基本功裡最為重要的修練功法。

第二節　身心的鬆柔

一 身心鬆柔是自然

其實**「以意使氣，以氣運身」**，是人在嬰兒時期與生具有的

本能。在數千年前至聖——老子就發現人們常常偏離這個本能，故以「**專氣致柔，能嬰兒乎？**」來呼籲芸芸大眾要返璞歸真、回歸自然、身心放鬆，好讓內氣重新貫串於全身，恢復如嬰兒般那種鬆柔卻充滿生命力的狀態。但有些讀者會覺得困惑的是——如果是本能，為何還要修練？或自己練字／練拳已經幾十年了，為何還是感覺不到氣？

原因是：現代人喜歡整日低頭滑手機、玩電動或搶時間、忙工作，心完全靜不下來。長期地處在壓力下，又懷著紊亂的心緒，因而養成了諸多不良的習性，至使很多僵硬、拙力上身，長時間遠離自身應有的鬆柔本體而不自知，這些不良習慣累積太久、太深。所以必須重新學習「**以意使氣，以氣運身**」的運作功法，之後才有可能恢復嬰兒時期那種鬆柔的感覺，進而獲得練氣養生與書法勁道的巨大功效。

二　心的修練

心為人身之主宰，心不鬆靜則全身剛強與僵硬；所以讀者一定要能靜下心來，用心體察大自然能量在體內細微的運作，然後再以正確的方法鍛鍊加強。如此氣以直養而無害，慢慢地就能減少拙力，只用意、氣行筆。則日久就算書法不能擠身於大師行列，但練氣、養生的神奇效果卻是一定可以達成的。

建議讀者每天一定要有一段能讓自己虛靜的時刻，在這珍貴的時刻中練習本書所介紹的功法或筆法，先找感覺，後練動作，

更不必在意字體筆畫是否變漂亮，而是專注於身心的放鬆。因為只要您夠身心鬆靜、神不外馳，就能夠再度成為自己的主人，此時天地間還有您體內所有的能量都會幫您；您只要讓心來引導意、氣的流動，則筆鋒的提按、使轉，都能水到渠成。

修心的境界有很多層次，本書只討論敬、靜、淨三個比較基礎的層次。

1. 敬──尊師重道道自依

不敬此道者，志在鴻鵠，必定心猿意馬，如何練得後面的靜與淨？又藝術創作是無法一次大量培育出許多高徒的辛苦行業；因為就算是個人才，仍須有老師悉心調教，時時改正並授予真傳，至少需耗費時三～五年，比婦女懷胎還久，甚至還要辛苦。

不知尊師重道者，必言語狂妄，外慢師友，內慢身體，心無寧靜，則道自遠離，老師與學生都是在浪費生命而已。故古「八不傳」之訓誡中最首要的就是「敬」這個字。

2. 靜──不靜不見道之奇

要練「鬆」的前提是要先能「靜」，因為老子有說「**大道以虛靜為本**」，看似充滿玄機，其實道理淺顯易懂，因為滿則溢，虛才能容。驛動則雜亂，靜才能聆聽自我體內細微的脈動與變化。但世人常常因為惡習太多而蒙蔽了心的通透性，故許多人都不知道目前感覺到的我，是一個被僵硬、扭曲制約的我？還是自

己的深層內在鬆柔的本我？無法靜心觀察自己，就無法更進一步察覺大自然能量的運轉，也當然無法進入下一階段的「淨」。

古人就以「不靜不見道之奇」的警語來告誡學子，在練功、寫字之前都要先調伏心性，收攝驛動的心。也唯有心能靜得下來，才能體悟下一節的鬆，而且鬆了一層，就能有深一層的靜，一層有一層鬆靜的體悟。

3. 淨──專氣致柔無所求

鬆靜到極至，鬆柔的本我就不再受到舊習所羈絆，才能沒有一絲絲拙力在身上，則體內之氣自可騰然，舉止也自然輕靈貫串。除了自身功體、丹田之勁外，並可以感應到大自然的力量對身心所產生的影響，並能與之合而為一，不須外求。至此才能進入衛夫人、王羲之等大師所要求的與自然靈動，達到「導之則泉汪，頓之則山安，同自然之妙有」的境界。

許多理論、知識與功法都有方法可教、有捷徑可修，唯獨這心的修練除了師長的點傳、教誨之外，更要靠自己去培養與體悟，不是在教室裡講講就一定學得會的；當年張旭不傳給裴敬而傳顏真卿很可能也是這三個原因之一吧！

三　鬆的修練

鬆、散、通、空是鬆的幾個境界，但太極易象書法的學習者一定要先由初階的「鬆」開始，然後轉入「散」的境界，至此境

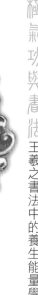

界對於執筆、運筆已經夠用了，至於通、空等境界則等讀者完成了本書所有的功法，或有武學應用時再學，以免初學者對於大自然與自身能量的屬性與流串都不清楚，又對各種功法的穩定性與竅門不熟，根基不穩卻要建起高樓，最後弄個四不像，躐等而練是走遠路的方法。

讀者最好是由立姿開始練習，因為立姿是在靈活中又不失穩定，最容易查覺到在放鬆的狀態下，上、中、下三個丹田的存在與運作，以及體會地心引力、腰胯的旋轉、移動的軌跡。也比較容易氣透指尖、以氣運筆，是學習太極意象書法最佳的身形。以下是鬆柔的基本功，請讀者一定要逐步踏實，一一檢視自己是否有正確的思維與動作標準。

1. 鬆開

放鬆有很多的層次，依照境界的不同人們會有各種不同的體悟，一般來說「鬆開」是最基礎也是最重要的功法。

因為人在嬰兒時期，全身的關節是隨時都處在鬆開的狀態，故體內自然充滿了氣，但人在成長的過程中因為壓力與不良習慣的影響，身上的關節時常處於僵硬、鎖死等非自然的狀態，嚴重影響了氣血不通、代謝不良，就有如下水道長期不通，有毒廢物逐漸累積在全身的各個角落；短期如此則會腰酸背痛，長期如此則會逐漸破壞了臟腑的正常運作，以致各種慢性疾病纏身，影響健康甚鉅。只有像嬰兒般鬆開來的肢體與寧靜、柔和的心才有可

能體會到氣在全身的作用；故去除肌肉用力、全身關節節節鬆開，是學習以氣運身的第一步，也是太極意象書法能否成功最關鍵的一步。

【功法練習】

請讀者兩腳與肩同寬，以無極樁站立，嘗試著把肌肉放鬆，讓全身大小關節一一鬆開，好似關節之間節節斷開，而各個關節之間留有空隙一般；若能長久如此則全身的骨骸與筋膜都會回到它自然應有的位置，對練氣、養生有很好的效果。站無極樁與練習開合功都是讓人體驗全身鬆開的重要練習方法。

●無極樁❶

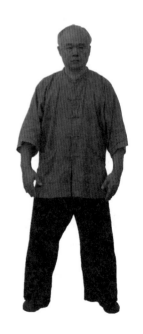

古代聖賢對無極的定義是「天地未開，混沌未明，陰陽無形，動靜無始，元氣混而為一。」並以一個空圈來表示。

從上述的定義來看，人身無極的最基本要點就是身心放鬆、自然平衡、內氣充盈且全身鬆柔而富有彈性，這樣才能如嬰兒般動靜無始，元氣混而為一。

在無極樁中，我們可以不需要去操作身形招式的變化、四肢的纏絲、腳步的移動……。故人們可以更加專注於心

無極樁

太極氣功與書法 王羲之書法中的養生能量學

神上對虛靜的體會，感受全身骨節的鬆開，呼吸與內氣的互動，發掘丹田的存在，探索勁路的流暢、能量的流動，以及找到自己的中定。長期地練習無極樁，可以從型態、感覺上讓自己時常處於自己最佳的動態平衡中，直到養成習慣。

無極樁的初學者可以先簡單地尋找一個感覺，那就像一個人要坐高腳椅，上半身端正地把屁股鬆沈對準椅子，要坐卻不坐的那個當下，全身放鬆不用力，卻維持有很Q的彈力，並內氣貫串於五弓之中。

這種狀態就是一般武術所說的坐胯，也是剛好把人體內煉丹的鼎築好，也才能進入虛靈頂勁的意氣運筆的身法要求，凡是想要學好書法或太極拳的讀者，一定要靜下心來，好好地體會這個功法。

2.鬆 墜

因為地心引力的關係❷，上一練習中鬆開的肢體各部位與肌肉自然會有下墜的感覺，就好像農夫以扁擔挑水，水桶以繩索連

---

❶無極樁——無極——老子《道德經》道紀章：「無狀之狀，無象之象，是謂恍惚。迎之不見其首，隨之不見其後。」也就是一種混元氣遍周身之狀態。詳細討論可參閱《太極拳中的摔法》第二章 基礎功法 林明道著 P67。

❷鬆墜——依照牛頓第二運動定律「$F = ma$」，人只要在地球表面，地心引力是無時、無處不存在的，所以這個a也就是地心引力。

結在扁擔上，自然地往下墜一般。所以自然鬆墜正是檢驗自己的筋骨關節是否有鬆開的重要指標，也是鬆開之後必修的功法。

【功法練習】

請讀者在上述鬆開的條件下，以意念將三個丹田都直直疊落在同一條垂直線上，就會有非常深沉地直直落到腳底的感覺。

但許多現代人站成低頭、挺胸或更糟糕的挺腰等錯誤動作，影響到脊椎以及重要器官的懸吊機制，有這類問題的人通常也無法鬆開自己的肩頸、腰背等肌肉，自然無法感受到三個丹田受到大自然作用的影響，也就與練意、練氣無緣。這不只是無法進入書法氣功及武學的高階境界，更糟糕的是很容易腰酸背痛，甚至產生椎間盤突出等嚴重弊病。無極樁與混元樁都是很好的練習方法。

●混元樁

在無極樁的條件下，將兩手提至胸前抱圓，讀者可以意想肩背與兩手所環抱的圓圈中有一氣團環繞，可以膨脹、縮收，也可以一圈圈地旋轉自如。

3.鬆 彈

只要身心放鬆，並以氣通於全身，人體自身的勁路❸就會像皮球充了氣一樣，

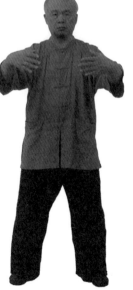

混元樁

讓身體自然Q彈，上述鬆墜的體勢（能量）觸地後自然會反彈而回❹，有如籃球由高處落地，會自然彈跳多次才會停止一般；所以自然鬆彈正是鬆開、鬆墜之後找到勁路者應有的感覺，也是檢驗自己對鬆開、鬆墜以及立身中正、虛靈頂勁的體會是否正確的重要指標。

【功法練習】

讀者可以先以無極樁站立，保持全身放鬆的狀態，讓兩腳保持彈性、雙手前後擺動，好似要立定跳遠一般，身體隨者雙手的擺動微微上下起伏，並假想雙腳湧泉穴下好似有踩著一個小汽球般，將身體下墜之勢接住並自然彈回。如果上、中、下三個丹田沒有對準或使用了肌肉力，則無法自然鬆彈而回。

養生八段錦裡的「背後七顛百病消」❺與內外丹功都是很好的練習功法。

第四章　書法基本功

---

❸勁路——請參考《岳家拳學》——大展出版社・王傑講授，及《太極拳中的摔法》——大展出版社・林明道著，P40「合氣太極心法——身心無極，五弓混元」章節。

❹鬆彈——依照牛頓第三運動定律《作用力＝反作用力》，作用力加諸於任何物體，都會有反彈力；除非該物體吸收了整個能量而垮掉了。

❺請參閱《經絡養生八段錦》進階版—— 林明道著。

●背後七顛百病消──八段錦

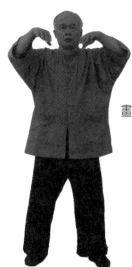

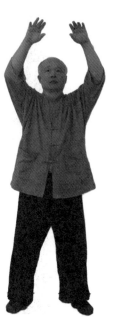

（1）沉身，兩手
畫過胸前，鼓盪提起。

（2）雙手如投籃般地，將
兩手延伸於頭前約45度角前
方，兩足亦隨勢伸展，足跟微
微提起。

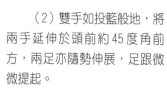

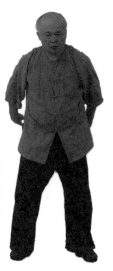

（3）讓兩手自然落
下，身體也同時落下。

（4）兩手自然擺盪七
次，重複第1動。如此讓脊椎
開合震動，有益於骨髓幹細胞
的活化，依照八段錦記載，此
功法可治百病。

太極氣功與書法 王羲之書法中的養生能量學

4.鬆 散

我們練習上述三個功法的目的不是要讓反彈回來的勁勢（能量）直衝腦門❻或往前跳，而是要讓此能量轉化為氣，並鬆散至全身，如此才能將上一章節所練就的丹田運轉所產生的勁勢，傳輸至全身以運轉四肢百骸。如此才算建立了鬆柔的初階境界，寫字的基本功夫才算入了門。之後也才可以操作勁、勢的流向，開始一探太極意象書法或太極拳鬆柔的更高深內涵。

【功法練習】

請讀者在上述鬆開、鬆墜、鬆彈的狀況下，意想由腳上傳的能量沿著勁線逐漸上傳，到下丹田（骨盆腔位置）的時候就好似壓力幫浦一般將能量轉化為氣，讓這股氣向全身四面八方立體的擴散，並依序逐漸充飽四肢至兩手掌心。注意氣不能直衝腦門而上，最多只能意上頸部（至於太極的虛靈頂勁也是如此，而且意上接天也只能一想即夠，貪多則有勁衝腦門的風險）。太極拳的起式、收式與開合功都是練習鬆散很好的功法。

合氣太極的 Logo 即是依照以上觀念設計的——中間大圓圈代表——全身鬆柔、鼓盪，內氣充盈。中間小圓心代表——只有以意接天，氣不過頸。兩邊翅膀代表——氣至肩膀即發散至向四肢，可以以氣運身，並避免傷害大腦。如能掌握此圖的內涵，將

---

❻上衝腦門對有血管阻塞、老化或高血壓等疾病的老年人會有極大的傷害。

有助於書法練氣養生
的核心思想。讀者可
以多加參詳。

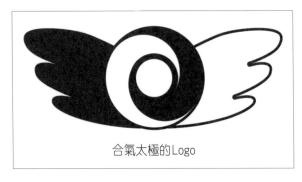

合氣太極的Logo

●開合功

　　陰陽平衡是大自
然本有的定律。古聖賢發覺天地間所有事物的運動、成長與變
化，有升就有降、有去就有回、有開就有合，沒有一往直前不回
的，現代科學甚至證明了連質能的變化都是符合這個定律❼。沒
有了陰陽的平衡與轉換，人連走路、挑水、鋤地等日常作息都將
無法順利完成，更別談所有高層次的運動藝術。而陰陽的基礎運
動型態就是：出入、昇降與開合。

　　人體完整的陰陽調和、轉換是分神、意、氣、勁與架構幾個
層次，為了讓讀者容易練習，本書的開合功將陰陽理論中昇降、
出入以及開合的基本動作介紹給讀者。讀者若能常常練習，可以
更容易體會上述鬆的幾個境界，並讓練者放鬆壓力，調節身心的
平衡，還有按摩內臟等的好處，讓書法更符合養生之道，也為後
面章節的功法做好準備。

---

　　❼ E=mc² 這個舉世聞名的公式，說明了物質的消失並不是真正的消失，
而是改以巨大的能量方式表現出來。這印證了古人陰陽是對立互根、相互轉
換與陰陽平衡的概念是對的。

開合功

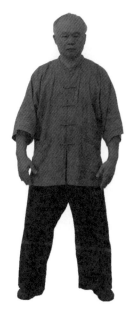

（0）身心放鬆，以無極樁站立。

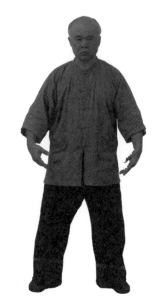

（1）開——意念在丹田一轉，發散於四肢。兩手被意氣撐開。

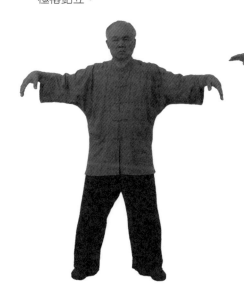

（2）開——兩手持續開，要似有絲線纏住兩手，欲開又怕拉斷般輕柔。

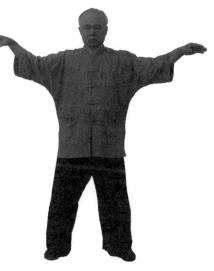

（3）出——雙手開至與肩同高，轉為出（注意不可超出視角範圍）。

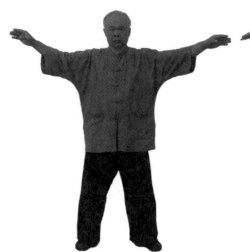

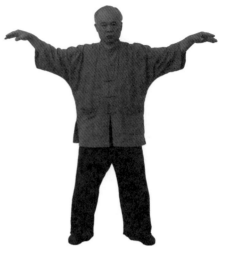

（4）出——心氣一鬆，氣散於四
肢，氣勁透指尖，意念上就像將手穿
過大衣袖口般穿出。

（5）入——意念由兩手收斂入
骨，就像要將手從大衣袖口中退出
一般。

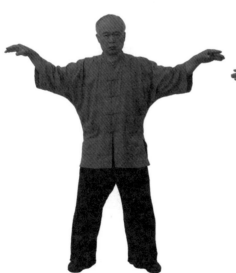

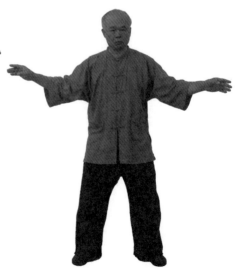

（6）入——雙手持續退出。

（7）合——雙手有如飄浮在空中，
緩緩下降。意念不降反升。

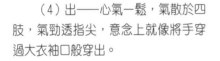

太極氣功與書法 王羲之書法中的養生能量學

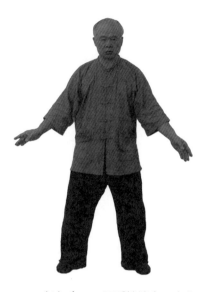

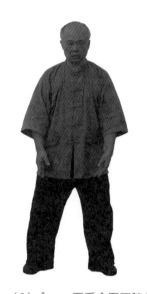

（8）合──兩手持續合，意念
要往外散開，似有一團氣阻在兩手
間，欲合而有輕輕阻力。

（9）合──兩手合至兩胯前，
意想剛剛合進來的能量聚集在丹
田。丹田如如不動。

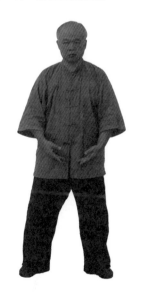

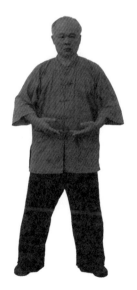

（10）抱──雙手有如要
捧住丹田一般，輕輕合抱。

（11）升──雙手如抱住一
顆大氣球，輕輕地捧起。意念要
往下沉。

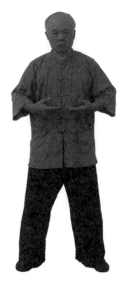

（12）升——雙手
慢慢提至膻中穴。

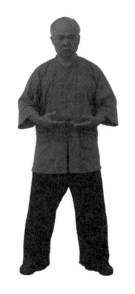

（13）降——心氣
一鬆，轉為下降。意念
如煙霧般輕輕升起。

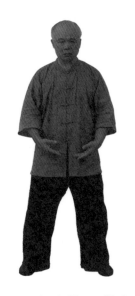

（14）降——雙手
緩緩放下，落至丹田。

重複1～14的動作，動作越慢越好。每次至少練習十遍以上
效果最好。

知道了以上鬆柔的境界與練習功法後，讀者應該每天找一段沒有壓力的時段，在能讓自己身心舒適、空氣清新的地點靜站無極樁、混元樁，並練習開合功、丹田運轉等鬆柔功法，就算五～十分鐘也好，好好地讓自身的意與氣能互相協調。堅持每天多放鬆一點點，慢慢地這些感覺會變成您的新習慣（其實是您剛出生時，最原始的狀態），這是認識自我，進而能掌控自我的一種鍛鍊。

通過此階段鬆柔的練習，還要加上前一章介紹的丹田運轉，才能做到完整的「**意到氣到，氣到勁到**」，就很容易把全身的勁勢，透過指腕傳達至筆鋒而落於紙上。至於更高階的鬆柔，建議讀者去學習太極拳。但一定要找個真正懂的明師好好請教與學習，否則這種內在的修鍊，時常是一偏差，再回頭已經是五年、十年的光陰了，甚至有些就無法回頭了。

第三節　寫字身法的意、氣、勢

一　輕靈貫串、神舒體靜

不管是立姿或坐姿寫字，皆要以上面的鬆柔身法，保持虛靈頂勁、立身中正、輕靈貫串，讓全身的骨肉都維持在自己的重心線上。並通過尾閭骨虛虛的接地，放鬆肩膀，自然含胸，肩背微展，但切忌彎腰駝背。如此則身心飄逸，意氣的運行自然流暢，

寫字必身正而不僵硬，故能挺而鬆，久站、久坐也不累。也才能心筆合一，不僅書體美觀，也才能練氣養生、修心養性並武功大進。

二　懸臂浮腕

太極易象書法是以意、氣寫字，要尋找大自然的能量帶動核心肌群，與身體內部的能量來運筆；故初學太極易象書法者宜從立姿寫斗大的字開始，在鬆柔的身心狀況下，先站好混元樁，然後雙肩鬆沉，雙肘下墜，含胸拔背、兩臂皆懸，左掌輕敷於紙面上，掌心虛虛提起，左腕不可壓到桌面；右腕宜稍鼓，好似有一條細線在腕部上方微微提住，才方便以鬆柔的雙鉤法執筆。這對前面章節丹田寫字法具有很重要的影響。

而寫二寸以內的字，則可端坐在椅子上，上半身仍如混元樁般含胸拔背，兩臂微微張開，左手掌心內含，輕輕敷於紙面上，右手宜懸腕浮臂。所謂浮臂是指小臂輕輕貼敷於案上或紙上，手肘或手臂的骨骼千萬不可放在桌面上，只許小臂的皮膚輕輕與桌面接觸，如同手臂是浮在水面上一般。如果是穿長袖衣服時，要透過衣服去感覺那種輕微的接觸，要比摸到嬰兒的頭髮還輕。不論多小的字，兩手手腕骨都不可以貼壓於紙面，要有能前後左右回環的揮灑的空間才行。如此身形則沒有雙手高懸吃力之苦，又可以同時收到穩定、有力之效果。

初學者要注意的是不要為了遷就紙張位置而喪失了身體的中

正安舒，落筆的位置離遠了、近了，都要調整紙張位置。

三　腕要鬆鼓

手腕僵緊會讓氣斷於腕部，無法通達於指梢。所以手腕要完全放鬆，以似斷未斷，以稍稍鼓腕，感覺氣通於腕部關節為最佳狀態。也才符合以意使氣，以氣運身的養生、寫字、練武之道。

第四節　執筆的意、氣

一　執筆為第一要務

張旭在傳授顏真卿書法要訣時，認為執筆是學書法最重要的功課，其重要性甚至超越筆法❽。

這與現代的書法教學有很大的差異，一般的課堂在教執筆時，通常講解不到 10 分鐘，然後就放牛吃草，您愛怎麼拿就怎麼拿。但如要學好王羲之家傳的書法，則執筆實在太重要了。我們由王羲之的幾個傳說，可以看到王羲之對執筆的重視。

---

❽張旭曰：「妙在執筆，令其圓暢，勿使拘攣。其次識法，謂口傳手授之訣，勿使無度，所謂筆法也。其次在於佈置，不慢不越，巧使合宜。其次紙筆精佳。其次變化適懷，縱舍掣奪，咸有規矩。五者備矣，然後能齊於古人」。

二 千古懸案一：王獻之用力執筆？

王獻之是王羲之子女中書法表現最好的一個，王羲之當然疼愛有加，從小就想將其畢生的功夫傳給這個兒子；相傳有一天王獻之在練書法的時候，王羲之在其背後突然抽筆而獻之的筆不離手，王羲之高興之餘大呼「孺子可教也」。若此說屬實，這將是我們研究王氏父子如何執筆的最佳線索。

1.反對有理

但近代因為有部分的專家以「科學的角度」分析之後，認定這不是常人做得到的事，因此對此「不科學」的線索嗤之以鼻，宣判「此說不實」而草草結案。

而想追循王氏父子書法真諦的人也無力反駁，所以此一傳說就成了千古懸案，也幾乎無人再談，差一點就斷了我們後生晚輩探究王氏父子書法訣竅的重要線索。

質疑者也不是沒有道理的──依據科學之研究，一般開車之人從看到危險，到大腦將指令傳達到腳去踩緊剎車，需要約1秒的反應時間，至於多久、多長才能停住，則跟車速、輪胎抓地力有關。這些數據可用精密儀器測得。同理，人自發覺有人抽筆，經大腦判斷有異再傳達用力握筆的控制訊息到手部肌肉，直到手部用力握緊筆桿的反應時間也需要一秒左右；故除非此人全程用力握緊，否則不讓人抽筆成功，應該是無人可以達成。

所以，這樣的實驗數據所引導出來的推論，也就讓許多質疑者振振有辭地說那是不可能的。

但若是全程用力執筆，則為「筆牢」，非歷代書家所能認同。王羲之自己就說：要「**望之惟逸**」，也就是寫字時，要看起來輕鬆自然。唐・張旭對顏真卿傳其心法時也說：「**令其圓暢，勿使拘攣。**」拘是拘束，因肌肉僵硬而筆無法圓暢，攣是痙攣；手足蜷曲而筆不能直，皆是用力過度之弊；北宋四大家之首的蘇東坡更直接反對說：「**不然天下之有力者莫不能書也。**」可以說到唐、宋時期為止的書法大師皆反對用力執筆。故王獻之若無法順應自然、鬆柔執筆，那王老爺子當然也不會大叫「孺子可教也」。

2. 錯誤的前提 VS. 錯誤的結論

上述的研究本身是很科學也非常嚴謹，在交通法規中被拿來規範跟車的距離；依此理論所設計出來的儀器，在現代的眼科醫院裡被拿來檢測眼神經受損的程度與範圍。但為何這麼嚴謹的實驗數據，在這個案例上筆者卻認為失去了精準？

錯誤的假設前提，會導引出錯誤的結論。目前質疑者的假設前提是——執筆者必須與抽筆者對抗！故該實驗是以神經的傳導、大腦的判斷與肌肉握緊的時間為實驗。

如果事實是——執筆者不需要用力與之對抗呢？那還需要大腦判斷時間嗎？還需要神經傳導與肌肉握緊時間嗎？當然有些質

疑者會大聲抗議：不用力？不與之對抗怎麼能留得住手中之筆？那事實是什麼？

3. 且聽書法大師怎麼說

蘇東坡對此傳說亦有深入研究，在他的《論書》中特別提到：「……**所以不可取者，獨以其小兒用意精至，猝然掩之，而意未始不在筆。**」他認為這不只有可能，連如何做到都明確地告訴了大家了：也就是王獻之當時是以意、氣執筆而非肌肉力執筆。

有深研太極拳的愛好者皆知，太極拳的威力有很大一部分是來自於沾、黏、連、隨、不丟、不頂的心法。此階段有成之太極高手，人一侵犯，隨之起舞，如鬼魅附身，揮之不去，撞之不開，摟之無物，對手雖戒慎恐懼，卻無計可施。而「**用意，不用力**」就是要練就此境界所需的重要心法。

故能鬆柔執筆的書法家，指掌都能輕靈，卻意、氣貫串地沾黏於筆管之上，以沾、黏、連、隨的勁法與筆鋒共同悠遊於眼前的意境空間。因為意、氣已經和筆桿沾黏，其反應時間則趨近於零；又意識上也完全不去頂抗此抽動之力，則此一抽動之力必會讓整條小臂順勢而起（就如下列實驗中的罐子隨棍而上），抽筆者必會感受到筆桿連結了沉重的手臂與身體，就如同魚鉤鉤到了幾十公斤的垃圾，怎麼可能把釣魚竿一提就起來？故一般人是無法隨意抽筆成功的。

4. 實驗告訴我們眞相

【實驗A】

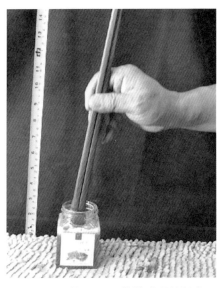

（1）將筷子沉入裝滿濃稠糖漿的罐子裡，只露出半截。

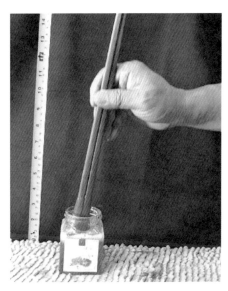

（2）輕鬆且緩緩地抽拔筷子。

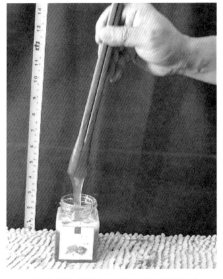

（3）可以輕易地將筷子抽離糖罐。

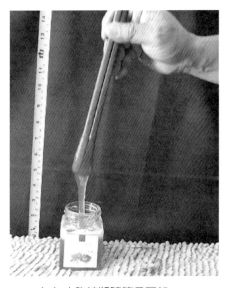

（4）少許糖漿隨筷子而起。

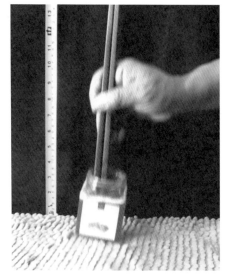

（1）筷子沉入裝滿濃稠糖漿的罐子裡，只露出半截。

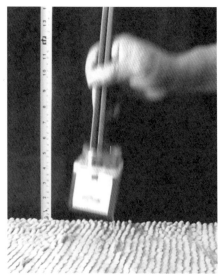

（2）快速地抽拔筷子。

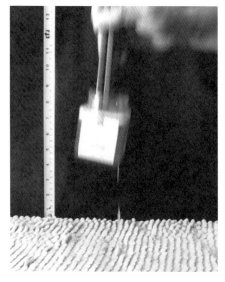

（3）筷子好似被糖漿握住般無法立即抽離。

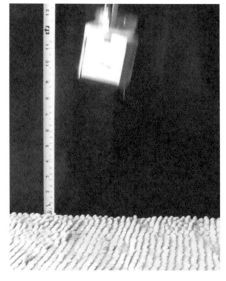

（4）罐子在短暫期間內可隨勢而上。

太極氣功與書法 王羲之書法中的養生能量學

A組照片可以看到糖漿依著自身的黏稠度，鬆柔地沾黏於筷子與罐子上，當筷子緩和地抽離時，只有少數糖漿黏在筷子上而起。

B組照片在其他條件不變的情形下，只是把筷子抽離速度提高，糖漿還是鬆柔地沾黏於筷子與罐子上，但這沾黏的力量已經足以讓整個罐子在大約0.7秒鐘的時間內黏附在筷子上，隨勢而起。

糖漿與罐子皆無意識，並不會因人的動作不同而做任何改變，它只是發揮它本有的物理特性——鬆柔卻又緊密地沾黏於棍身，也不會奮力去抵抗棍子的抽拔之力。這與王獻之當時無意識於背後的抽筆一樣，只專注於鬆柔意氣執筆，用心寫字。這樣就自然達到如傳說中的背後突然抽筆而不離手的境界（筆者也曾找了幾個小朋友來做實驗，只要能掌握鬆柔執筆、不頂不抗之感覺者，真的很難抽筆成功）。

也就是說「**用意，不用力**」，如太極拳黏呼呼的鬆柔沾黏執筆法，正是王氏家族的執筆心法之一。王羲之即是藉抽筆的成功與否，來檢驗王獻之是否已經能掌握此訣竅。

所以讀者一定要嘗試本書為大家介紹的各種鬆柔功法以及執筆等基礎練習。透過這些基礎練習可以讓人身心放鬆、以意氣沾黏地鬆柔執筆，才能寫字靈活，讓心意、筆墨同時落於紙上，可體悟天人合一的感覺，也才有機會進入衛夫人、王羲之兩位大師的書法境界。這種鬆柔執筆的方式同時也是練氣養生的基礎功

法，可讓練氣、養生、武術等功法同時精進，是人體運動藝術的精華，也是全世界最有效率的健康投資之一。

三 指掌要鬆圓

未談指法前要先談手掌，因為手掌不鬆則全身意、氣無法放鬆。故右掌要虛空鬆圓，鬆到指間似接觸又未接觸，如在指縫中夾一張名片給對方的感覺。左掌如在輕撫嬰兒的臉頰般輕柔，微微放鬆、伸展，只以指腹輕敷紙面。如此兩掌皆鬆，才能將體內鬆柔的意氣透到指尖，傳達至筆桿、紙面。

四 虛靈的雙鉤執筆法

執筆有雙鉤法、單鉤法、撮管法、握管法、㩴管法等等，若是在牆面提字，或左手持紙斜立於前面，則採用虛靈的單鉤執筆

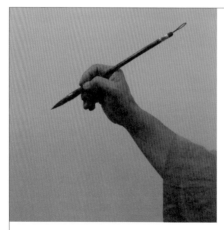

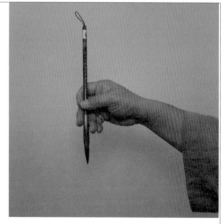

單勾執筆法，很適合在牆上或傾斜紙面寫字。

雙勾執筆法，很適合在水平桌面上寫字。

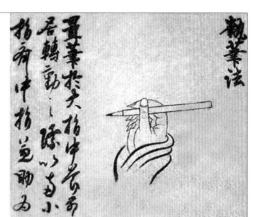

日本海空和尚在盛唐時期到中國遊學,他畫下了當時唐人執筆的手形,是單鉤執筆法。

法寫字,意、氣最為順暢。若紙是平鋪於桌面上,筆者強力推薦大家採用虛靈的雙鉤執筆法,最適合太極易象書法發勁提按與使轉的要求,並有同時練習手指聽勁、纏絲勁等武術修練的效果,在後面進階的書法太極將會介紹更多的優點給讀者。

【雙鉤執筆法】

右手食指與中指皆在筆桿的右前方輕輕地鉤住,拇指在左後方與之相對,無名指與小指在筆桿右後方輕輕頂住,沾、黏、連、隨地與筆桿時刻不相離。

五指都要微微地以氣伸展,讓掌心合成一個中空的蛋形,就像手中有一個小汽球,要飛不飛、要掉不掉地沾黏在手心,並配合鼓腕的竅門使筆與桌面成垂直或微斜10～20度。

五　千古懸案二──鵝頭執筆法

相傳王羲之愛鵝,道士陸修靜知道此事後,特地選了幾隻又白又挺拔的白鵝放養在王羲之必經的路邊。王羲之果然被鵝群給

吸引住了，希望陸修靜能割愛賣給他。陸修靜故意搖頭說不行！除非王羲之願意抄寫一本「黃庭經」來交換。王羲之因為太喜愛了這群鵝，只好畢恭畢敬的抄寫了一本「黃庭經」來換這群鵝，據說還為此挖了一個池子來放養鵝群。王羲之也從鵝走路、游水的模樣而體悟到用筆之精要，是王羲之的家傳密技，這也是我們研究王氏父子如何執筆的最佳線索之二。

但許多讀者以字害意，誤以為指掌的外形要像鵝伸長了脖子走路一般，把食指抬得高高地執筆寫字（筆者的小學老師就是這樣教的）。這樣就很容易有折腕的現象產生，因而讓手腕僵硬，根本不符合人類自然運動的生理學，寫不到一張紙就又酸又累，與前面以氣運身——鼓腕寫字的要求相牴觸，這也讓千千萬萬的書法愛好者困惑了將近兩千多年之久。

其實鵝頭執筆法跟《筆陣圖》一樣，是在談意、氣的流動，而非外形、動作的模樣。是指執筆、運筆時要有如鵝以頸領勁，帶動全身與四肢，並非指外形上要把食指抬得高高的執筆；而且由海空和尚所留下的圖也顯示了，唐初以前，中國人是採用單鈎執筆法❾，也就是說：王羲之應該是單鈎執筆法。

單鈎執筆法若把食指翹得高高地執筆，更是會讓指腕僵直，幾乎連一個字都寫不了。

正確的觀念應該是：世傳的單、雙鈎執筆法中，並非五指的

　❾請參考《書法有法》／孫曉雲 P40。

意、氣均等，而是要讓食指的意、氣要比其他四指的要強一些，則食指會產生引導方向、穩定筆桿的作用。至於食指的意氣要增加多少，請讀者要多多練習，累積經驗慢慢調整，但讀者一定要以自然、手不僵硬發酸為基本原則。這種執筆法可以讓寫字更加順暢且有力，並可以讓筆畫挺直或滑順而不發抖。

總之，指掌的中空、虛靈與意、氣貫串的程度與用筆的能力有很大的關連，所以不管您採取何種執筆法，請讀者在指掌間要完全不上力，只讓意、氣通運於指掌之間，這樣手掌才會容易使轉，此為最簡單容易的執筆法，也是能有齊於歷代書法大師的作品的執筆法。

第五節　運筆的意、氣

一　輕靈貫串

我們討論了寫書法的要點時，要求身心靈、執筆等都要輕靈、鬆柔，完全不能用力。有些讀者可能會產生困惑：輕靈、鬆柔要產生輕如絹紗的筆畫還容易想像，但要寫出衛夫人、王羲之所要求的那些順乎自然又驚世駭俗的筆畫時，輕靈、鬆柔還能管用嗎？

其實這裡所說的不用力是指不用四肢、指掌間肌肉的拙力，但並不是完全軟趴趴，有如爛泥般的鬆軟。而是要把意、氣貫注

於全身，讓四肢與我們的丹田核心肌群之間因意、氣的貫串而連動；這種狀況，有如一台只充了八分氣的橡皮艇，艇身鬆柔卻與傳動馬達以氣連結，前進、後退、左右旋轉還是完全受螺旋槳的控制。所以書法與太極拳所要的鬆柔，是「**以意使氣，以氣運身**」所產生輕靈貫串的鬆柔，這種以丹田核心肌群所引導、控制的鬆柔運筆，才能寫出輕如晨霧、重如崩石、快如飛燕、盤如蒼龍出水⋯⋯各種「**同自然之妙有**」的勁道與神采。

二　五字撥鐙法

元朝張紳：「唐・陸希聲得五字法曰：擫、押、鉤、格、抵，謂之五字撥鐙❿法。」有許多書法界的前輩認為這五字撥鐙法中的五個字與五根指頭是一對一的對應，但總令人覺得卡卡的，雖然覺得不甚合理，卻又說不出一個所以然來。

現代書法家・孫曉雲則提出了另一種見解：認為五字撥鐙法並不是與五根指頭一對一的對應，而是針對整個指、掌運筆動作的描述。

筆者讀到這一論述，有一種豁然開朗的感覺，以右手雙勾執筆為例，「擫」是吹笛子時指頭擫壓笛子音孔的動作，是食指、

---

❿古代戰場上的騎兵在衝鋒陷陣時，人坐在馬背上雙手揮舞著武器，沒有辦法空出手來控制韁繩，他們必須練就以兩腳撥動馬鐙的方式來控制馬匹的轉向與速度，並在兩腳撥鐙的同時還不能影響上半身所需的攻防動作。請參考《書法有法》／孫曉雲 P40。

中指、無名指、小指等四根指頭向掌心方向收斂，這種指法會讓筆桿產生順時針轉動的效果。「押」是手指蓋印的畫押動作，以大拇指畫押的指法，會讓筆桿產生逆時針轉動的效果。「鉤」是以手指勾拉提物的動作，以食指、中指鉤拉筆管的指法會讓筆桿產生向下的筆畫。「格」是以手指往外格擋彈出的動作，以無名指、小指格擋筆桿的指法會產生向上的筆畫；「抵」為互相抵銷，是指每一動作五指之間都必須有相對的抵銷動作，以免衝過了頭，也才能變化出各種角度、各種神韻的筆畫。這種五指撥動筆桿的方式就像古代戰場上的騎兵用來控制坐騎的撥蹬法一樣，可以控制筆鋒的前後左右以及轉筆的方向與力度，故稱五字撥蹬法。這樣的論述，用在單鉤執筆法也完全適用。

三　指運筆而腕不知 VS. 腕運筆而指不知

　　唐朝以前的中國並無現代所慣用高腳、寬闊的桌子，人人都是席地而坐，故文人寫字大部分都是以一手持簡一手持筆的方式書寫。因以手持簡，其可書寫的面積必然不大，並為了保持紙筆之間的穩定度，兩腕的運動必然會受到限制，所以右手各指控制筆桿的能力就變得非常重要，也就是宋・蘇東坡所提到的「**當使指運而腕不知**」的筆法；日本海空和尚所留下的唐人執筆圖，就是單鉤執筆法，證實了唐朝以前的書法家都是善用「指運筆而腕不知」的撥蹬法運筆，這也是最合適在立起的牆面或紙上書寫的方法。

後來因為有寬闊、舒適的書桌，可以將紙鋪開來，很方便地寫各種大小的字，所以後世就有人提倡「**腕運筆而指不知**」的運筆法。近代的書法家溥心畬、沈尹默皆支持這樣的運筆法❶。依此法，則手指不動而腕動，有利於腕的輕柔。

四 太極鬆柔運筆法

「腕運筆而指不知」與「指運筆而腕不知」是二種不同的運筆思維，雙方也時常各執己見，爭論不休。在歷史上也有同時善用這兩種運筆法的書法家——元·鄭杓《衍極說字》：「**寸以內，法在掌指；寸以外，法兼肘腕。掌指，法之常也；肘腕，法之變也。魏晉間帖，掌指字也。**」清·宋曹《書法約言》說：「**學書之法，在乎一心。心能轉腕，手能轉筆。**」 也就是說有些書法家是依比例大小而使用不同的運筆方法，是互不違背。在寫一寸以內的中、小字，舒掌轉指即可完美控制筆鋒的各種變化；寫一寸以上的大字就必須轉腕協助運筆；寫大過自己手掌的大字則宜提臂懸肘、轉腰移胯協助運筆。整體來說應該都以丹田運轉為核心，再以意氣運身，鬆柔執筆，把提、按、使、轉接依勢而運，只是字越大所需輔助轉動的環節越接近身體的核心，這才是最自然的運筆之法，也是練氣養生的根本大法。

在太極拳家的角度來看，手指的纏絲、手腕的纏絲甚至丹田、腳法、身法的纏絲都是相輔相成的，練至高階太極拳時更是非得全身互相融合不可。所以太極易象書法的基本功法，是完全

支持兩者兼容並蓄的運筆方法。

1.提 按

　　近代書法家沈尹默先生認為：「用筆之要，首在提按❶。」提按是書法用筆最自然的特色之一，因為毛筆本身是鬆柔又具有彈性的圓錐狀，配合人身丹田的運轉與意氣的鼓盪，讓人自然地產生升降、浮沉等肢體動作。運用在書寫點、畫時，自然產生提按運筆的現象，因而產生粗細、方圓、剛柔、轉折……等各種輕重等立體的神態。

　　提──邊行筆邊提，越走越輕，筆畫越細。提時不要用肌肉力往上提，而是以意氣貫手臂，讓手輕輕地上飄。

　　按──邊行筆邊按，越走越重，筆畫是越重越粗。按時沉墜勁要足，但以意氣相連，勁路要通。

---

❶近代的書法家溥心畬說：「運筆之法，以指豎拈筆管，以肩為樞軸，力發於臂，貫於肘，肘達於腕，如車輪然，軸動而外輪轉矣；古人云：運腕而指不知。」沈尹默曾在他的《書法論》中提倡「運腕法」，沈尹默：「五字法擫、押、鈎、格、抵。……五個指就這樣結合在一起，筆管就被它們包裹得很緊。……是執筆的唯一方法。」，「執筆是手指的職司，運是手腕的職司，兩者必須很好地互相結合起來，才能完成用筆的任務。」

❷書法家沈尹默先生的《執筆為字法》云：「用筆之要，首在提按，提按得宜性情乃見。所成點畫，自有意致。按提二者，可分而不可分，隨按隨提，亦提亦按，若離紙若不離紙。處處有提按，即處處得轉換，能隨意轉換，筆毫自不扭戾，鋒斯中矣。」

2.使 轉

使轉[13]是楷、行、草書的基本元素，其重要性與提按相提並論。因為人體四肢的伸展，以及意氣的鼓盪、收斂都有一定的極限，所以手中的筆桿不管是橫向或直向的運筆，最終一定要回來。讓這來回的筆鋒產生「S」形轉動，才是符合人體工學，又有效率的運動，並可將體內丹田的運轉與意氣的鼓盪，轉為生生不息之勢。配合著提按運筆，能自然產生彎曲、捻轉、迴鋒、藏鋒等筆法，增加了筆畫的立體感。

使轉又可以讓上下筆畫的能量產生呼應，讓上一筆畫的筆勢延續到下一筆畫的開始，讓書寫的速度自然變快，也增加了筆畫的力道與飛動的感覺，如老子所說的「**返者道之動**」。以致千變萬化、婀娜多姿，也才可以將創作者的心緒與情操表現無遺。

毛筆的使轉可分自轉與公轉兩種：

公轉——因為地球環繞太陽的公轉，讓地球有了春、夏、秋、冬的變化。在全身鬆柔，以氣運身的情況下，釋放肘、腕的自由度，以人身的軸心為主導動作控制筆桿。依筆畫的弧度以全身的協調性，大幅度的轉彎，好像汽車開在狹窄且蜿蜒的山路上，開車者永遠都要注視著前面山路的中心線，並把車頭對準前

---

[13] 唐・孫過庭在《書譜》中說：「真以點畫為形質，使轉為情性。草以點畫為情性，使轉為形質。」（漢唐時期以真書來稱楷書。）

面山路一般，筆鋒永遠都是沿著筆畫的弧度，中鋒行筆。此時運筆要整體行動，要以胯、腰、肩、肘、腕等引導筆桿，指鬆柔虛握卻不能讓筆任意傾斜與轉動，就像車子在山路上再怎麼左轉右轉，車子的結構就是不能散掉一樣。

民初的書法家沈尹默與溥心畬也都提倡要有「運腕而指不知」的公轉筆法。

自轉——地球的自轉讓全球的萬物每天輪流、平均地照射到陽光，運筆的自轉也是在筆鋒不離筆畫軌跡的情況下，以筆桿為中心地轉動方向。這樣的筆法可以作為這一筆畫的開始、結束或方便下一筆畫的開始。

自轉必須全身鬆柔以氣運指，以指捻筆的方式為之，此時且不能影響腕部的行動，宋‧蘇軾及幾位書法名家都有提到「當使指運而腕不知」的用筆方法。

第六節　書法賞析

最後要以智永——《千字文》的賞析來做為本章的結束。智永是王羲之的嫡系子孫，離王羲之的年代又不遠，書法史上記載，王羲之的蘭亭序真品就是由他傳給了辯才和尚。在這篇他希望成為書法範本的千字文裡面，我們可以很清楚地看到智永意氣貫串的行筆並符合上一章節的各個筆法要求，是初學「太極易象書法」者很理想的臨摹字帖，很適合讀者參考、賞析。

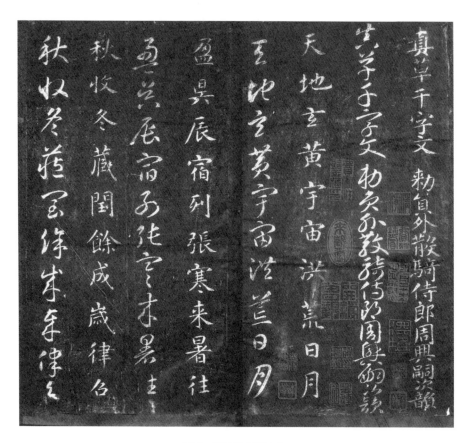

智永《真草千字文》

太極氣功與書法　王羲之書法中的養生能量學

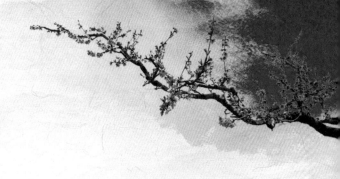

第五章 | 結　語

第一節　回歸自然的太極易象書法

自然之美與規律是顛撲不破的真理，中國古代聖賢早已發現這個自然萬物生長與演化的規律，並整理出陰陽、五行與八卦等理論。以此發展出了科學、醫學、哲學，甚至書法、武學等等。

筆者就是發現了書法、太極拳以及練氣養生都是遵循這些法則，才能突破這些千古謎團，將書法結合太極十三勢的勁勢，以控制丹田核心肌群來產生勁道，並善用身心放鬆的自然能量與結構，以牛頓三大運動定律以及流體力學的原理，以意使氣、以氣運身、以身催筆地傳遞能量來寫書法。

大道至簡，道法自然，書法亦法自然，「**太極易象書法**」當然也是遵循自然，只要放掉充滿惡習的自我，回歸嬰兒般鬆柔的本我，就能把自然神采之美融入書法。

讀者若能天天如此練習，以書法練氣養生的終極目標，也是指日可待的。

155

如前面章節所示，易經、八卦、《筆陣圖》與「太極易象書法」的筆法，皆是依天地間的八種能量屬性為基礎所創立的，茲為讀者整理本書所述的概要如下，讀者可以與下一圖表一起參照研究。

自然意象筆法	丹田運作	對應筆畫	書法應用	八卦原始屬性註解
1　墜石筆法	乾三連 ☰	、	如高峰墜石	乾天至健，天
2　燕返筆法	坤六斷 ☷	ノ	如飛燕返巢	坤地至順，地
3　陣雲筆法	坎中滿 ☵	一	如千里陣雲	坎水成雨，水
4　劈擊筆法	離中虛 ☲	ノ	如陸斷犀象	離日普照，火
5　強弩筆法	離中虛 ☲	＼	如百鈞弩發	離日普照，火
6　古松筆法	震仰盂 ☳	／	如斷崖古松	震雷驚蟄，雷
7　枯藤筆法	兌上缺 ☱	｜	如萬歲枯藤	兌澤亮麗，澤
8　筋節筆法	艮覆碗 ☶	㇋	如勁弩筋節	艮山高峙，山
9　崩浪筆法	巽下斷 ☴	㇏	如崩浪雷奔	巽風廣佈，風

第三節　更深入的學習

有許多人看到陰陽、八卦，就會認為那是不科學，或把它們看為某些宗教的圖騰而排斥它，或有些人會因古人用字遣詞太過精簡，而覺得深奧難懂；其實陰陽、太極、五行、八卦都是中國人古代幾種實用的基礎科學。在宇宙洪荒、知識渾沌的年代，古代的先賢們，觀察天地萬物的運行與演化，將這些千頭萬緒的現象分析、歸納而整理出陰陽、五行、八卦等一些基本的屬性與定律，並將之彙編為簡易的文字與圖形，以方便大家的討論與記載，是當時所有讀書人都能朗朗上口的基礎學問。就像牛頓三大運動定律，對大部分現代的高中生一樣，是人人耳熟能詳的基礎科學。所以想要弄懂中國古代科學、武學、練氣養生或哲學思想者，這些文化內容還是需要有一些基本常識才行。

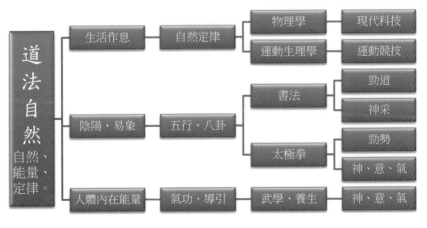

萬法歸宗圖

因為這些邏輯／科學非常精簡（在以刀刻獸骨為文字記載的年代而言，這是絕對必要的），涵蓋的範圍又非常廣泛，早期的知識份子是拿它們來研究天文、基礎物理學，慢慢地又將這些知識發展為哲學、醫學、武學、美學……等，並拿來探討人與人之間的關係、政治的管理模式、養生的基礎功法甚至作戰的戰略與戰術……等，幾乎可涵蓋了宇宙萬物的關係與運行。先聖老子也認為這套理論是最基礎，可適用於天地萬物，故稱之為「道」。

　　以下這張圖表是古人將有關太極、八卦的屬性與勁法、養生

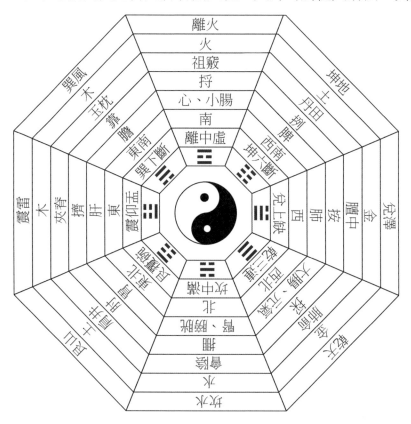

文王八卦養生對應關係圖

相關經絡、穴位等論述整理在一起❶，簡單明瞭卻又寓意深遠，有意深入中國傳統養生科學的讀者務必花點時間去研讀。若想精研太極拳功法者，則非詳細研讀不可，因為這張圖表所顯示的是太極拳的精要，也是太極拳的根本大法。若再與河圖、洛書及人體穴位、氣血流注、丹田運轉的搭配，又可以產生許多深奧的學問，更有許多的秘訣、歌訣都是以此圖表為依據❷。

　　有些人不察，任意修改方向或文字，就有可能失去古聖先賢遺留下來給我們後輩的知識寶藏。因內容太多，又極為深奧，建議讀者到坊間自行參閱中國古典文獻，或與自己師門長輩請益，當可省下非常多的摸索時間。

第四節　書法賞析

　　最後要以天下第一行書──《蘭亭序》的賞析來做為本書的結束。王羲之與一群文人雅士在會稽山的蘭亭中聚會，透過了《蘭亭序》，千百年後彷彿當日的文人薈萃、吟詩作對、杯斛錯影、賓主盡歡的情景都躍然於紙上。如果沒有王羲之那龍騰虎

❶參考《太極解秘十三篇》──祝大彤，《陳氏太極拳圖說》──陳鑫著。

❷太極拳單鞭的歌訣：「單鞭一勢最為雄，一字長蛇畫西東……」，依照上圖，可以看到人體器臟中肺屬西兌金，肝屬東震木，意即單鞭這招在兩臂開展時，要如蛇之刁鑽靈活，打的重點是肝、肺兩大要害。

159

躍、鸞舞蛇驚的書法相襯，這《蘭亭序》恐怕還只是一篇不錯的文章而已，可見書法是中華文化中不可或缺的精華之一。

我們都知道，王羲之是衛夫人的第一代學生，雖然王羲之《蘭亭序》的書法境界已經遠遠超過衛夫人，但其最根本的筆法還是可以看到如本書所闡述的要訣，讀者可以嘗試者以您在本書所體會的心法秘訣，來看看您有沒有找到這《蘭亭序》裡的筆法是否符合本章節所述的氣勁勢。

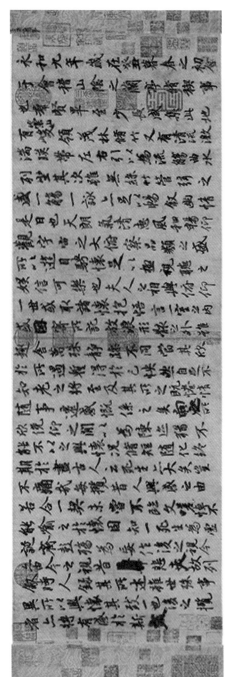

大師作品
王羲之的蘭亭序真品已經隨著唐太宗入土而無緣面世，這是馮承素的臨摹本，但其間的筆墨文采已經是讓人讚嘆不已，那真品是如何神妙？大家只能憑空想像了。

第六章 後 記

第一節　十年磨一劍，寒光劃破天

　　這本書的出現，原本不是我許多計畫中的選項，我跟本會的總教練 田豐先生一直有一個願景，想把畢生所參透的太極功夫真義傳給有心的太極拳愛好者。所以在我完成《太極拳中的摔法》一書之後，兩人就計畫合力出一本《太極拳中的擒拿》，以彌補目前太極拳界對鬆柔太極擒拿應用的缺口，並期望藉此號召更多太極拳的愛好者，一起來推廣太極拳，也為全世界的太極拳愛好者貢獻一點心力。

　　鬆柔的太極擒拿，對於想練好太極拳者，是非常重要的一門必修功課；因為除了擒拿的基本手法、技法之外，還要對人類的骨骼、筋絡、穴道、運動鏈以及要害等，都要有相當程度的了解；還要對太極拳招式中各種擒拿應用與勁法非常流暢，才能做好鬆柔擒拿，可以說是太極拳招熟懂勁程度的總驗收。另外可藉由擒拿技法的輕柔程度，來檢驗自己對「沾、黏、連、隨，不丟

頂」與意、氣修練的成果如何，以及自己通過了太極六大境界❶中的哪些階段，缺什麼補什麼。所以學好鬆柔太極擒拿，是所有想練就階級神明境界的太極拳愛好者，所必經的驗收功課。

但在《太極拳中的擒拿》一書寫到一半時，我發覺要寫出一個像樣的擒拿基本功竟是非常地困難。因為除了槓桿、螺旋、牛頓三大運動定律、圓形、三角形……等物理、數學方面的基礎學理大家都一樣之外；部分傳統強力擒拿是要求學員提甕、拿啞鈴、扭巨繩、掄沙包等鍛鍊金剛指力的功法，練出了渾身的肌肉與力量；這與太極拳「用意不用力」的基本原則走在不同的方向上。對某些剛剛通過「招熟懂勁」階段，卻信心不堅的太極拳愛好者而言，若在這時加強肌肉力的訓練，一定會把剛剛培養出來「不用力」的一點點根基，通通攪亂了。更不幸的是，這些人若在比賽中以技術加力道獲勝，而嘗到了快速成功的甜頭，從此信奉剛強才能作戰，開始勤練翻輪胎、劈石頭與頂牛勁……。如此走回頭路的過程，當然不是我寫書的選項。部分的武學大師會以「鬆柔」兩個字來做交代。鬆柔的練法本身是對的，但那是一個籠統且漫長的修練過程，因為鬆柔是貫穿整個太極拳的境界，每精進一層會有一層鬆柔的體認與關隘要克服，是一輩子要追求的目標。

為了協助一般的太極拳學員，熟悉拳法的招式用法，與發勁練習，我在前一本《太極拳中的摔法》書中，有交代了無極椿、開合功、纏絲功與太極十三勢勁法等重要的基礎功法，但對於較

---

❶請參考《太極拳中的摔法》──林明道著，第一章──合氣太極練功心法。

高階的沾、黏、連、隨與聽勁等著墨甚少，這對鬆柔太極擒拿而言實在不足。如果在《太極拳中的擒拿》書中也是不著邊際地，只以鬆柔兩個字來做交代，很可能學不會的讀者還是不會，學會的讀者也是千辛萬苦、跌跌撞撞。若草草地將《太極拳中的擒拿》一書出版了，對大部分的太極拳愛好者而言，只是多了一個認識太極拳招式用法的工具，而無法深入高階的鬆柔擒拿境界，最終也只會對傳統武學失望而離開；那比坊間一般的擒拿書籍實在好不了多少。這就不符合「合氣太極」當初要協助有心於太極拳真功夫的愛好者突破關隘，為台灣的太極拳界爭一口氣，同時還要推廣至全世界的宏願。

　　為了讓學員們精進太極拳中的基本技法，「合氣太極」將太極拳中的摔法融入了揉手與演武的練習當中，並以護身倒法以及道場心法、規則來防止學員對練時產生傷害。但畢竟還是有許多學員尚未練就輕柔的沾黏功夫，他們不經意地就會用力施展招式，或有學員的護身倒法練得不夠紮實等種種因素，學員在互動中難免有些小小傷痛。而太極擒拿中更有分筋錯骨的技法會造成筋骨、關節的酸軟與疼痛，若暴力施作，還可能造成無法收拾的傷殘；故部分的學員會將進道館對練視為畏途，因而延誤了通往太極高階功法的時程。

　　所以我在挑選這個基本功法時，就希望除了要有正確、快速又有效的練習步驟外，也要讓學員們可以突破時間、空間、道場以及需要對練夥伴的限制，另一重點是讓學員們不用疼痛，也可以快速地通過這太極高階功法的修練過程。

163

一般武術的基礎功法通常是無止盡的單一動作練習，如果能再添加一點藝術興趣的培養，就不會太過於枯燥，並可增進個人的工作能力，對於繁忙的現代人而言，就更容易靜得下心來。那不只是增加了許多的邊際效益，並對老年生活與健康做了一項最划算的投資。

為了同時達到這些目的，只好野人獻曝，把自己私密的壓箱寶「太極易象書法」搬出來給大家參考。這是我十幾年前在台北市國父紀念館碑林中練拳，因那種意氣在林間樹梢盤旋，神韻在字裡行間鼓盪的感覺，而參悟易經、八卦的奧義與老子道德經之後，一直拿來鍛鍊我太極中、高階功法的秘密武器，這讓我對太極拳練意、練氣及擒拿的體悟有非常大的幫助。經過了這十幾年的揣摩與修鍊，再加上一些特殊際遇，我竟把書法與太極拳這兩大千古絕學之間充滿荊棘的神秘小徑，修整成一條大多數人都可以輕鬆上路的登山步道了。

書法與太極拳這兩大系列的理論與教本，早就有許多前輩高人寫過不少精闢文獻，但少有人提出兩者相通的研究，或只在門外周圍繞繞，讓讀者看得心癢癢的，卻無真正可循的法門讓人拾階而上。故只有極少數的人能突破這文武雙修的障礙，這跟前輩們喜歡關起門來，密傳式的教學有關。筆者個人的體悟是：書法與太極拳在學習過程中都有其特定的關隘，想個別突破這些關隘是有相當大的難度；但透過易經、八卦的演譯，將這兩大藝術最核心的基礎心法連結在一起，則會神奇地產生互補的效果；許多難纏的關隘，在《太極易象書法》中竟如捧在手心的春雪一般，

逐漸地化解開來；而且對練氣養生方面的功效更是有數倍的增長，對習練者的健康有極大的助益。

鬆柔與沾黏的基本功法既已挑定，我寫著寫著卻發現內容越寫越多，因為之前我只是自己一個人關起門來練功，要順著練、逆著練或參雜跳著練都無所謂，只要知道自己在做甚麼就好了。但要把這整套功法跟大眾交代清楚，就非要把王羲之的獨門祕訣、陰陽、五行、八卦與太極十三勢之間複雜的關係釐清；又要把各個秘訣、功法之間實施的先後次序、檢驗標準等交代清楚。又擔心寫得太難、太繁瑣了，讓讀者像捧著天書一樣，看不下去。這實在不是一件容易的事情。可以說這已經是另外一門大學問了，就算另立幾本書都還很難交代清楚。

本想將此功法的寫作計畫暫擱，並將此功法當我學生正式拜師時的見面禮，或留待我合氣太極四～五段之間教練的教材之用，我也不用這麼絞盡腦汁地整理出一番道理與細節。但計畫趕不上變化，一本書又改變了我的想法。

第二節　東西兩大文化碰撞出的火花

在坊間看到一本丹尼・爵爾（Danny Dreyer）所著作，中文版的《氣功跑步》，這本書將部分太極拳的思維與功法應用於跑步上，獲得了廣大讀者的回響。此書的英文版五年內就在北美地區狂銷了近二十萬本，並在世界各地翻譯成多國語言出版；還有數百位專業慢跑者加入他的團隊，在全球各地成立了數百個慢跑

工作室，數十萬人參加過他們的研習課程。看了真是讓我又驚又喜，也五味雜陳，並心驚肉跳。

驚的是遠在美國的人，居然能夠在短短幾年內，就把我中華數千年的武學——太極拳，研究得如此透徹；並能以現代運動生理學、牛頓三大運動定律……等，現代科學的語言來告訴所有的慢跑者——太極氣功的原理如何有助於他們的慢跑活動，最後還因此把慢跑提升到了修道的層次。雖然這本書還有部分功法未能深入，但能夠將太極拳的精華解釋得如此淺顯易懂，連我這樣具有電子科技背景，又專業研究太極拳的人都自嘆不如。

喜的是我們中國人最引以為傲的太極氣功，果然獲得它應有的尊崇地位，它就像一罈陳年的老酒，越陳越香。只要您不固步自封，並多花一點心血，您將可以找到新的詮釋方法，或以最新的科學論證來證明，這數千年中華文化所孕育出來的養生武術，是那麼的博大精深又歷久彌新。

五味雜陳的是，可惜它是在遙遠的北美地區推廣成功的。也因為他不是兩岸三地的華人，他才有此機會成功，如果他是在兩岸傳統的太極拳練家子群中，可能他早就被口水給淹沒了。他第一個要碰到的障礙就是師承問題，因為像這種半路出家的，許多人通常是不看內容而先質問他：你的老師是誰？你是第幾代的傳人？算一算輩分之後，就會跟他說「你要叫我師叔公○○××」（筆者就曾經被一個初次見面的年輕人這樣嗆過）。而且還會有種種負面的能量接踵而來——說你標新立異還算客氣，說你不自量力、數典忘祖的可能會更多，更嚴重的會說你欺師滅祖、崇洋

媚外。幸運的是他人遠在國外，還來不及聽到這些不健康的負面批評就已經成功了。

　　但讓我心驚膽跳的是他劍及履及地又在開發「氣功健走」，搶食另一塊養生保健的巨大商機。天啊～多年來我一直以為這些祖傳練氣養生的文化精華是博大精深，非得在我們這片中華文化的沃土上，並有幾輩子累積的修練，是誰也挖不走的祖傳寶藏。但事實顯然是殘酷的，就像2014年我看到的震波針灸儀，讓兩岸的中醫及物理治療界瞠目結舌，並爭相學習這「新的」理療方式，其實這產品與技術是由美國的一位神經外科醫師，以中醫理論加上多年神經醫學開刀的經驗開發而成的。

　　為何這些本來屬於中華數千年文化的專業領域，怎麼一一的被外國人突破、發揚光大且收割成果？如果我們再不趕快覺醒與行動，手上的絕活還是通通密而不傳，我們將會看到更多殘酷的事情陸續發生，再這樣繼續下去，我們會窮得只剩下神話與回憶了，也許哪一天我們的後代要學好這些傳統中華文化，都得到歐美去取經了。

第三節　今天不做，明天就後悔

　　全世界不分種族、國別，其所用的字體一定有其美學方面的發展，賈伯斯早年在大學修了一門西洋文字學❷，這樣的際遇使得他在推出 Apple II 之後，就一直夢想著要把那優美的西洋文字放入新一代的個人電腦裡，所以在他推出了 Mac 時，改變了個人

電腦的外觀與人機溝通介面，從此改變了全人類的工作與生活模式，最後更改變了人類的歷史。賈伯斯也坦承，會有這樣的因緣際會，並不是大學一年級時的他所能預料的。

將來會不會有人將漢字之美重新定義、包裝，以至於產生一個新的輝煌年代？誰也無法預料。我只知道要盡力留下一些美好的東西給我們的下一代，至於他們是否能夠成龍成鳳則要看機緣。只要這文化的真諦能夠繼續傳承下去，也許有一天也像「氣功跑步」、「氣功健走」、「氣功游泳」、「震波針灸儀」一樣，又在世界上的某一個角落成為顯學也說不定。

這樣的壓力使得我不得不放下手頭上其他的計畫，努力來寫《太極氣功與書法》這個系列書籍。有朋友勸我不要去淌這個渾水，想要在這個國家不重視、全台瘋電玩，書法早已式微的大環境中，做一個唐吉軻德式的傻瓜，寫這種硬梆梆的書法、武學理論的書籍。

當年我自己就是所謂的「電子新貴」，也曾是個電腦字型公司的高階主管，我當然也很清楚毛筆→鋼筆→原子筆→筆電→手機這種世代交替的趨勢是無法逆轉的；但硬筆容易使人用力寫字，筆電、手機容易讓人低頭、鎮日癱坐在沙發上，這些都嚴重違反了中國歷代養生家的諸多禁忌。而毛筆書法對健康養生及藝術創作的成效，是以上所有科技產品所無法比擬的。再加上「太極易象書法」將武學、太極氣功、身心健康與文字之美融為一

❷2005年賈伯斯在史丹佛大學對畢業生演說中提到這影響其一輩子的人生歷練。

體，更是那些科技產品永遠也無法達成的優勢。

這種讓人身心健康，為中華文字與書法賦予新生命與能量的事情，就算是螳臂擋車，總要有人傻傻地做，而且是今天不做，可能明天就後悔。

這數千年來，有修練太極拳或書法的人應該不下數十億人，兩者兼修者可能也有千萬計，其中也不乏大有成就的高手，但因為古人的保守心態，竟未能有人將兩者之間的關係講清楚。筆者能通悟這樣寶貴的秘訣，純屬僥倖；但個人資質駑鈍，又入門太晚，而且兩邊都還有許多山峰需要超越，本來不應如此貿然對外發表；但恐時日不多，且又太多俗務纏身，現在只能將希望放在年輕人身上，出版此書，只期能夠拋磚引玉，以求得更多的愛好者投入研究，讓這本屬於我中華文化的精華，再度發光發熱。若再關起門來秘而不傳，任其衰敗，可能哪天又聽到有人在國外推展「太極氣功書法」的消息。

台灣有很多美好的事物，各都代表著極深層的意義，值得人們努力去保存。有人為保留台味的歌仔戲而努力，也有人為傳統崑曲的保留而憂心，有人為不債留子孫而奮鬥，有人想盡辦法要將一隻迷途的候鳥送回西伯利亞，更有人致力於空拍紀錄台灣，希望喚醒人們的正向覺知；美好的東西常常是消逝得快看不到了，大家才會珍惜。唯令人興奮的是大陸官方已經開始認真的推動漢學復興的政策，書法也是其中之一；所以我這貫穿兩大千古絕學的秘訣，希望有緣人能夠珍惜，因為書法與太極拳都是我中華民族各類歷史珍寶中，最有價值的文化資產之一。

更希望這些珍寶能根留台灣，而非等到哪一年又從大陸或國外傳回，然後大家才又一窩蜂地搶著學習。

也許以上這些都是我想太多了，在歷史的洪流中，中斷的絕學又何止一兩門？我自己豈不是違反了自己常講的「道法自然」、「為道日損」的訓示，又犯了放不下的舊習？也許哪一天我放得下了，功夫才會再更上一層樓。

筆者一再的引用太極拳的原理、功法來解說書法的基本功，並非別的武學就不適用於書法；只是各家武學博大精深，筆者無緣也無力一一深入了解，若讀者於原本自己修練的拳法中也有相同的體驗，那恭喜您，因為一法通就萬法通，您將會很快地看懂書中王羲之家傳的各種秘訣，並可以將自身的武學融貫於書法中。如果沒有，那更恭喜您，因為您已經找到一個可以同時練好書法，又可通往高階武學的法門，如果您願意持之以恆，則練氣養生、文武雙修的神妙境界將是指日可待的。

經過很多人的協助，這整套功法以及本書才能完成，最主要的是陳木泉、蘇海德兩位師兄在太極勁法與筆法方面的指導，讓我深深地體會到書法中的能量與勁勢，也驗證了自己多年心中的疑惑，最終才能將這千年之秘解讀完成。還要感謝多位攝影家襄助的照片，那些意境高超的照片，讓一些很難用筆墨形容的能量與感覺，躍然於紙上。更要感謝多位書法家或其後代，提供了極其珍貴的筆墨書稿，讓本書的說明更加清楚。另外還要感謝中芸在圖照、書稿方面的整理，以及主惠在本書章節、用字遣詞方面的建議與校對，讓本書的精準度與可讀性都有很大的提升。

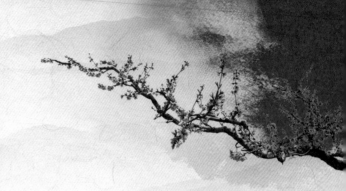

附　錄

一　甲骨文

甲骨文可以說是漢字
書法藝術的源頭，甲骨文
大多是用刀刻出來的，故
筆畫呈現出方折多直線的
特色，它基本上已經稍稍
呈現了用筆、結字、章法
等書法的基本元素。

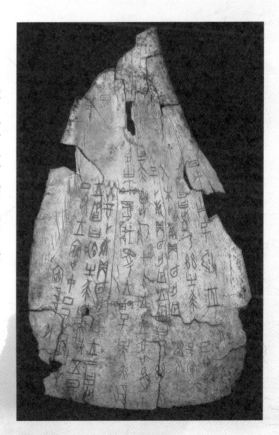

二　金文

金文始於周朝，是鑄刻在青銅器上的銘文，筆畫均勻圓潤、粗細一致，和甲骨文相較，整體看來排列佈局相對嚴謹、端莊、規律，但仍有圖像的殘影。

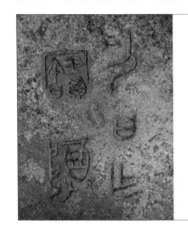

周‧金文筆畫圓轉整齊、行款勻稱。

三　石鼓文

石鼓文是春秋戰國時代的秦國文字，其筆畫、結構方正，已經接近書寫效果。

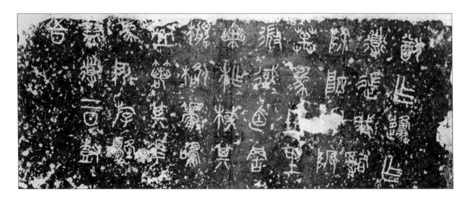

四　小篆

在戰國時期，各國因地域性的差異，漢字有很多不同型態，這時期的漢字統稱為「大篆」。秦始皇統一了六國之後，將繁雜、各不相同的大篆加以精簡，對漢字做了一次總整理，並創立小篆作為標準，從此結束了漢字長期紊亂的年代。小篆的筆畫等寬、彎曲回轉、四平八穩為其特色。

小篆的行筆緩慢、中正安舒，有穩定、放鬆心緒的效果，對高血壓患者有輔助療效。

五　隸書

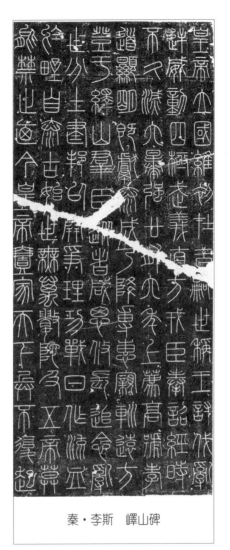

秦・李斯　嶧山碑

隸書的產生有幾種不同說法，主要的有：

1. 戰國時期秦始皇吞滅六國，由於獄政的事務繁忙，而小篆不易書寫。為了加快辦事效率，就另創了一套俗體字，因為是用來辦理這些囚隸的公事文書，於是稱這些字為「隸書」。

2. 傳說秦獄吏程邈因罪被關入獄，他在牢裡把複雜的大小篆

173

簡化，編了三千多字呈獻給秦始皇，秦始皇很滿意而推廣至全國。

不過近代的考古學家發現在四川青川鎮的戰國土坑墓中出土的木牘、湖北雲夢縣睡虎地秦墓中出土的竹簡，上面的漢字都已經有了隸書的雛型，這些都比秦始皇的年代還早了幾十年，可見隸書應該是更早就已經在民間通行。

比較合理的說法是：戰國末期百家爭鳴，文學興盛，民間商務也往來頻繁，大、小篆書的書寫方式太慢，故方便快速書寫的隸書在民間逐漸發展成型。隸書將篆書等寬彎曲回轉、相互銜接的筆畫拆開，改成橫、直、點、畫與方折，筆畫強調撇、捺的粗細變化。

這種字型呈現了輕重、快慢、使轉、提按、波疊等筆法，大致符合了人體內陰陽開合、自然的

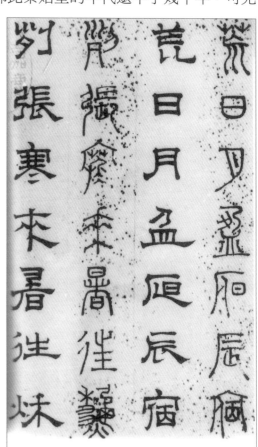

元・俞和・篆隸千字文——此帖中可以明顯地看出隸書與小篆不同特點，隸書的筆畫簡約、開展、有波疊，字型方正稍扁，轉折處改為方折，橫筆、捺筆有蠶頭雁尾之特色。

律動，可以發揮毛筆書寫的特色，也呈現了漢字書法藝術的價值，是漢字一次非常重大的變革。

　　隸書發展到東漢時期，波疊、撇捺更為明顯，橫畫的起筆像蠶頭，收筆似雁尾，並有一波三折的飛動，讓平穩的字體多了飄逸的美感，於是「蠶頭雁尾」成為隸書的主要特色。此種隸書在也稱作「八分」、「分隸」或「漢隸」。

　　隸書行筆從容穩健，卻形象豐富、變化多端。有穩定心情、釋放壓力的效果。

六　草書

　　隸書展露了毛筆的書寫特色之後，書法藝術開始蓬勃地發展，書法家們不斷探索著掌指的技法與毛筆特色的極致。於是在秦、漢年間草書逐漸成熟，其特色是筆畫相連，書寫流暢。《書斷》形容草書：「如流水速，拔茅連茹，上下牽連，或借上字之下，而為下字之上，奇形離合，數意兼色。神化自若，變化不窮。」

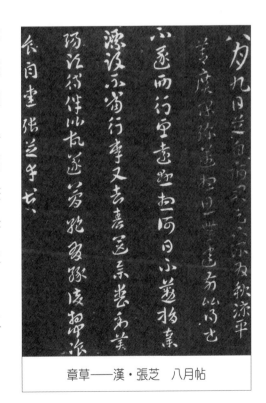

章草——漢・張芝　八月帖

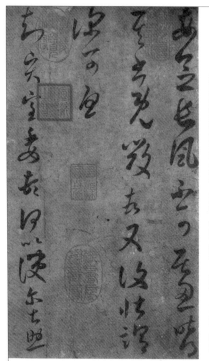

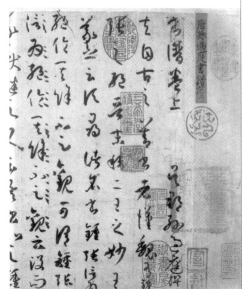

王羲之書法中的養生能量學

晉——王羲之的長風帖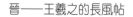

初唐・孫過庭的《書譜》連綿縱放，
也是今草的曠世巨作。

　　草書的誕生在書法史上有著重大的意義：一、筆畫使轉、提按、頓挫流暢，書寫更加快速。二、它的筆法出神入化，將書法的藝術性發展至極致。讓書法家能夠自由地抒發情感，表現其強烈的個人風格與個性。

　　漢代的「章草」古樸文雅，筆畫之間牽絲連綿，字體也起伏多變，書寫起來流暢快速，但仍保有部分隸書的結構和筆法特點。

　　到了魏晉南北朝時書法達到了巔峰，東晉王羲之與王獻之的

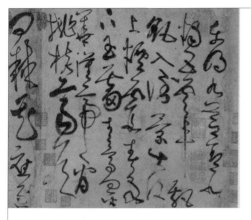
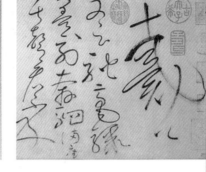

唐・張旭的古詩四帖　　　　　　唐　懷素　自敘帖

「今草」體勢就更加流暢妍美，擺脫了章草稍嫌規矩的體勢，字體飄逸縱放。

　　到唐・張旭、懷素時草書筆勢奔放，狂草奠基於張旭，集大成於懷素。

　　這種極度誇張的草書被稱為「狂草」，更能宣洩滿腔情感，而成為書法另類的藝術，但狂草不容易辨識，已逐漸脫離實用性而成為草書發展的障礙。因此，近代書法家于右任就從實用的角度提出標準草書，可說是對過去草書的一大整理，很值得草書的愛好者參考。

　　草書的行筆飄逸放縱，一氣呵成，有助於情緒的抒發。適合高壓力族群書寫。

七　楷書

　　楷書又稱為「真書」、「正書」，有標準、規範書體的意

思。楷書是由漢隸演變而成，把隸書橫豎分離、方折的波磔改成簡明、流暢的撇、捺，筆畫一氣呵成，讓運筆更符合人體運動生理學的規範。三國時期的鐘繇善於楷書，他的楷書已經成為獨立成熟的書體，故被譽為「楷書之祖」。

到魏晉南北朝時。北方社會的刻石立碑風氣較盛，其書體較為端莊質樸、氣象雄厚，後世稱為「魏碑體」。南方則以「二王」──王羲之、王獻之為主，字體妍美流暢，呈現秀麗俊美的書法風格。

到了唐代，國家統一且興盛，南北書法風格逐漸融合，創立了唐代楷書的規範法則。楷書對字形結構也更有一定的規則可循，是其他書法的基礎，適合初學書法者優先選擇的書

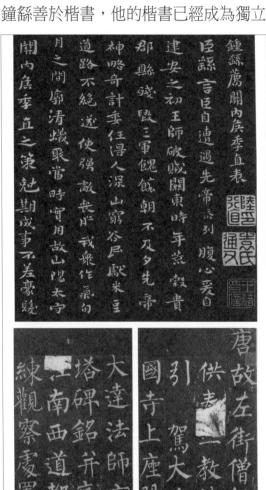

柳公權的《玄秘塔碑》筆法瘦勁剛健，筆畫均勻而稜角分明，立於公元841年，現藏西安碑林。

太極氣功與書法 王羲之書法中的養生能量學

體。唐代楷書比較有代表性的書法家有歐陽詢、顏真卿、柳公權，他們奠定了唐楷穩固基礎，並充分表現個人書風特色。

　　楷書，字體端正工整，結構緊密，筆法嚴謹，沉著穩重，適合想要修心養性者書寫。

八　行書

　　行書行筆流暢，可以典雅飄逸，也可以雄渾壯闊，不像楷書那樣嚴謹方正，也不像草書那麼不容易辨識，寫得比較規矩接近楷書的，就叫做「行楷」，寫得比較近於草書的，就叫做「行草」。

　　行書是比較瀟灑的書寫形式，最能體現書法家的個性與創作當時的心緒。例如

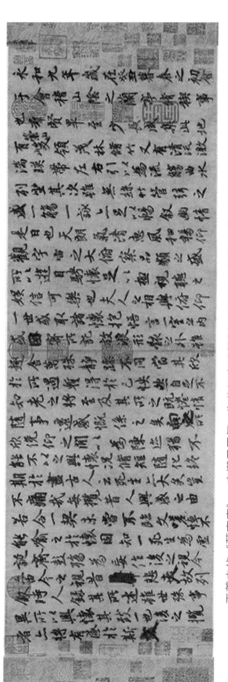

王羲之的《蘭亭序》，充滿了靈氣，為後世書壇開創一股新風。被譽為「天下第一行書」。

附　錄

179

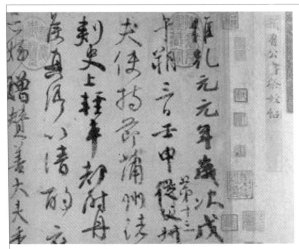

唐代顏真卿的《祭姪稿》筆墨中透露出悲憤、慷慨激昂的心緒，字體流暢而不羈，充滿了氣勢與張力。被譽為「天下第二行書」。

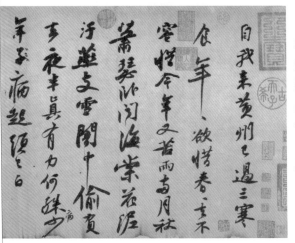

蘇軾的《黃州寒食帖》字體配合了詩詞，在短短一首詩中傳達了被誣陷後的壓抑、自憐、悲憤與無奈等複雜的情緒。被譽為「天下第三行書」。

此帖下端有火燒過之殘跡，亦為火燒圓明園之歷史事件留下難以抹滅之痛。

以上的天下三大行書除了文字的美感之外，配合詩詞內容，還可以體現作者書寫時的心緒，雖逾千年之久，仍能讓人感同身受。故行書是許多書法家的最愛，在中國的書法史上一直有不少優秀的作品出現。

行書的運筆如行雲流水，輕鬆自如，舒展中又帶有幾分內斂，對於抒發情緒、修心養性都很有幫助，也很有療癒效果。

太極氣功與書法 王羲之書法中的養生能量學

附錄二　字與人生

字如其人——如其才，如其志

　　清‧劉熙載在其《書概》中就提到：「寫字……如其學，如其才，如其志，總之曰如其人而已。」確實，人的個性、學識、心志……會影響其字的外型與意境，故從其書寫的字體可以看到，此人是否屬於溫和、剛毅、勇敢、果決、霸氣……等大略的人格特質，與其學識修養等努力的成果。下圖是三位皇帝的書法作品，可以看到唐太宗的雄才霸氣、武則天的巾幗不讓鬚眉、宋徽宗的秀氣拘謹，都剛好對映出其豐功偉業與國力的強盛與否。

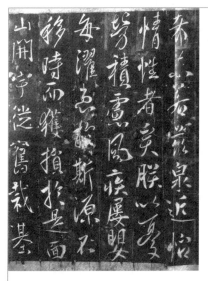

唐太宗　溫泉銘

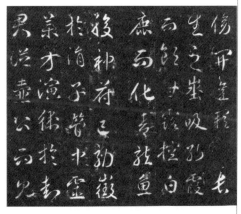

武則天　昇仙太子碑

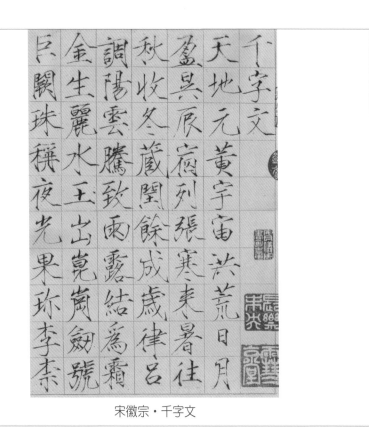

宋徽宗・千字文

　　筆者認為還可以增加：如其氣，如其勁，也就是說連此人的健康與否都會透過字體看得到端倪。故在坊間或網路上時常看到有「以字觀人之術」，可供公司行號做招聘人員之用，或青春男女擇偶時，預知對象本性之參考。

　　但有時候人的情緒也會影響字的表現，所以在看一個人的字體時應該有更多的角度與長時間的觀察應該比較準確。

　　字也會反映了作者的生活歷練。蘇軾因為「烏台詩案」被關，再被流放到黃州邊陲（1080年～1084年），當時他因懷著戒慎恐懼的心情，連他親筆謄寫的「赤壁賦」也失去了他平時

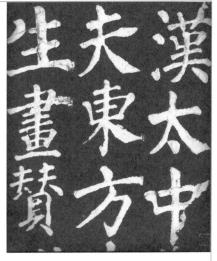

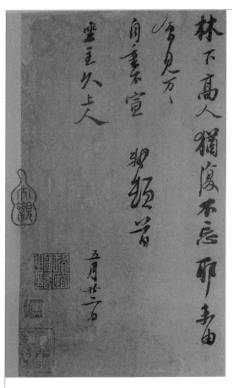

顏真卿為人寫碑，筆力雄健、中規中矩。

蘇軾，天縱英才、風流倜儻，故字體瀟灑。致坐主久上人尺牘

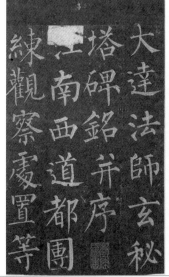

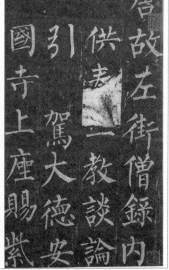

柳公權，剛正不阿、心正則筆正，故字體嚴謹。（玄秘塔）

183

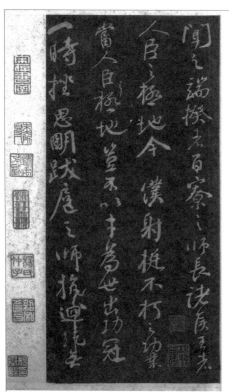

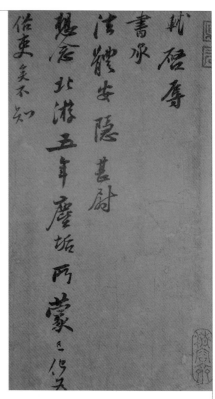

顏真卿　爭座位帖

蘇軾，致坐主久上人尺牘。此牘蘇軾寫於（1079年），當時尚未出事，其書體流暢，是蘇軾早期的書風代表作。

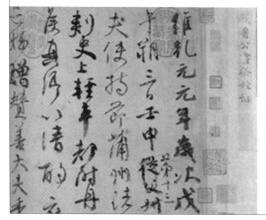

顏真卿的姪子在安史之亂中為國捐軀，並遭叛軍砍頭；國仇家恨的悲憤，心情喪亂至極，故不見了他原來中規中矩的雄健字體、而是字字血淚斑斑的控訴。

蘇軾親筆的赤壁賦（1083年），因被誣陷與充讒議，流配邊疆，其內心是戒慎恐懼。故此賦字體雖然勁力依舊，但神采則不似蘇軾早期的作品來得寫意飛揚。

趙孟頫（ㄈㄨˇ）所臨寫的赤壁賦，瀟灑飄逸，讓人更能感受到蘇軾的文采與心境。

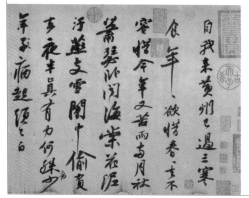

明‧文徵明89歲時所臨的赤壁賦，勁力十足，且神意飛揚，是一篇絕佳的作品。

蘇軾的黃州寒食帖充滿了書法家當時的生活困頓與內心的感情。

「浩浩乎，憑虛御風而不知其所止。飄飄乎，如遺世獨立羽化而登仙。」那種逍遙自在、隨意而止的筆觸風格，倒不如後人趙孟頫（ㄈㄨˇ）所臨寫的赤壁賦那麼的神采飛揚、逍遙自在。

同一時期，蘇軾也將其被誣陷後心中的激憤與無奈深刻的表現在這「黃州寒食帖」中，開始時筆畫勻稱，似乎心境是平靜無波。但到了「年」字時，筆勢漸行漸快，似乎內心有了波動，到了「欲惜春，春去不容惜」時，其內心已經是澎湃洶湧，亟欲抒發。到了「月秋、苦雨」時更感到自身的淒涼，故內心已經按內不住，開始爆發，之後的「臥聞海棠花，泥汙燕支雪」正是描寫

自己當前的處境，所以不知不覺地把內心的屈辱與憤怒落諸於筆墨，於是筆觸更加深重幾乎無法控制，但到了最後「病起頭已白」時似乎深刻地了解自己無力回天的處境，故其氣又很快的消沉，筆觸輕柔而充滿了無奈。

唯有功力深厚的書法配合詩裡的意境，經過了千百年我們後人還可以感受到他當時心情的壓抑、憤怒、無奈與轉折，在此我們可以看到書法的神奇魔力。

附錄三　《筆陣圖》原文

夫三端之妙，莫先乎用筆；六藝之奧，莫重乎銀鉤。昔秦丞相斯見周穆王書，七日興嘆，患其無骨；蔡尚書邕入鴻都觀碣，十旬不返，嗟其出群。故知達其源者少，闇於其理者多。近代以來，殊不師古。而緣情棄道，才記姓名，或學不該贍，聞見又寡，致使成功不就，虛費精神。自非通靈感物，不可與談斯道矣！今刪李斯筆妙，更加潤色，總七條，並作其形容，列事如左，貽諸子孫，永為模範，庶將來君子，時復覽焉。

筆要取崇山絕仞中兔毫，八九月收之，其筆頭長一寸，管長五寸，鋒齊腰強者。其硯取煎涸新石，潤澀相兼，浮律耀墨者。其墨取盧山之松煙，代郡之鹿角膠，十年以上，強如石者為之。紙取東陽魚卵，虛柔滑淨者。凡學書字，先學執筆，若真書，去筆頭二寸一分，若行草書，去筆頭三寸一分，執之。下筆點畫，

芟波屈曲，皆須盡一身之力而送之。若初學，先大書，不得從小。善鑒者不寫，善寫者不鑒。善筆力者多骨，不善筆力者多肉；多骨微肉者謂之筋書，多肉微骨者謂之墨豬；多力豐筋者聖，無力無筋者病。一一從其消息而用之。

一、橫、如千里陣雲，隱隱然其實有形。

、、點、如高峰墜石，磕磕然實如崩也。

丿、撇、如陸斷犀象。

戈、戈、如百鈞弩發。

丨、豎、如萬歲枯藤。

乁、捺、如崩浪雷奔。

勹、橫折鈎、如勁弩筋節。

右七條《筆陣出入斬斫圖》。

執筆有七種。有心急而執筆緩者，有心緩而執筆急者。若執筆近而不能緊者，心手不齊，意后筆前者敗；若執筆遠而急，意前筆後者勝。又有六種用筆：結構圓備如篆法，飄颻灑落如章草，兇險可畏如八分，窈窕出入如飛白，耿介特立如鶴頭，鬱拔縱橫如古隸。然心存委曲，每為一字，各象其形，斯造妙矣。

永和四年，上虞製記。

188

附錄四　王羲之‧《題衛夫人筆陣圖後》

　　夫紙者陣也，筆者刀矟也，墨者鍪甲也，水硯者城池也，心意者將軍也，本領者副將也，結構者謀略也，颺筆者吉凶也，出入者號令也，屈折者殺戮也，著筆者調和也，頓角者是蹙捺也。始書之時，不可盡其形勢，一遍正腳手，二遍少得形勢，三遍微微似本，四遍加其遒潤，五遍兼加抽拔。如其生澀，不可便休，兩行三行，創臨惟須滑健，不得計其遍數也。

　　夫欲書者，先乾研墨，凝神靜思，預想字形大小、偃仰、平直、振動，令筋脈相連，意在筆前，然後作字。若平直相似，狀如算子，上下方整，前後平直，便不是書，但得其點畫耳。昔宋翼常作此書，翼是鍾繇弟子，繇乃叱之。翼三年不敢見繇，即潛心改跡。每作一波，常三過折筆；每作一點，常隱鋒而為之；每作一橫畫，如列陣之排雲；每作一戈，如百鈞之駑發；每作一點，如高峰墜石；屈折如鋼鈎；每作一牽，如萬歲枯藤；每作一放縱，如足行之趣驟。翼先來書惡，晉太康中有人于許下破鍾繇墓，遂得《筆勢論》，翼讀之，依此法學書，名遂大振。欲真書及行書，皆依此法。

　　若欲學草書，又有別法。須緩前急後，字體形勢，狀如龍蛇，相鈎連不斷，仍須稜側起伏，用筆亦不得使齊平大小一等。每作一字須有點處，且作餘字。撮竟，然後安點，其點須空中遙

擲筆作之，其草書，亦復須篆勢、八分、古隸相雜，亦不得急，令墨不入紙。若急作，意思淺薄，而筆即直過。惟有章草及章程、行狎等，不用此勢，但用擊石波而已。其擊石波者，缺波也。又八分更有一波謂之隼尾波，即鍾公《太山銘》及《魏文帝受禪碑》中已有此體。

夫書先須引八分、章草入隸字中，發人意氣，若直取俗字，則不能先發。予少學衛夫人書，將謂大能；及渡江北遊名山，見李斯、曹喜等書，又之許下，見鍾繇、梁鵠書，又之洛下，見蔡邕《石經》三體書，又於從兄洽處，見張昶《華岳碑》，始知學衛夫人書，徒費年月耳。遂改本師，仍於眾碑學習焉。時年五十有三，恐風燭奄及，聊遺於子孫耳。可藏之石室，勿傳非其人也。

太極氣功與書法　王羲之書法中的養生能量學

參考書目

筆陣圖——衛夫人　著

漢字書法之美／蔣勳　著

書法漫談／王靜芝著——中華民國中山學術文化基金會中山文庫

書法有法／孫曉雲著——未來出版社

書法講堂（一）筆法與漢字結構分析／侯吉諒著——聯經出版社

如何看懂書法——侯吉諒　著

書道技法123／杜忠誥著

書法藝術與鑑賞——邱振中　著

孫子兵法／孫子 著

道德經——老子　著

太極拳譜／清・王宗岳等著——大展出版社

太極解秘十三篇——祝大彤　著——大展出版社

太極內功心法——解守德　著

太極拳中的摔法／林明道著——大展出版社

百家講堂　書法檔案—— iCNTV 文化　央視官方頻道　上傳　U-tube

田蘊章書法講座：每日一題 每日一字—— sphinxyi4135上傳 U-tube

國家圖書館出版品預行編目資料

太極氣功與書法——王羲之書法中的養生能量學 ／ 林明道 著
——初版，——臺北市，大展，2018〔民107.07〕
面；21公分 ——（合氣太極；2）
ISBN 978－986－346－216－3 （平裝）
1.氣功 2.太極拳 3.養生
413.94 107007290

太極氣功與書法——王羲之書法中的養生能量學

著　　者／林明道
執行編輯／孟　甫
發 行 人／蔡森明
出 版 者／大展出版社有限公司
社　　址／台北市北投區（石牌）致遠一路2段12巷1號
電　　話／（02）28236031 · 28236033 · 28233123
傳　　眞／（02）28272069
郵政劃撥／01669551
網　　址／www.dah-jaan.com.tw
E－mail／service@dah-jaan.com.tw
登 記 證／局版臺業字第2171號
承 印 者／傳興印刷有限公司
裝　　訂／眾友企業公司
排 版 者／弘益電腦排版有限公司
初版1刷／2018年（民107）7月

定 價／350元

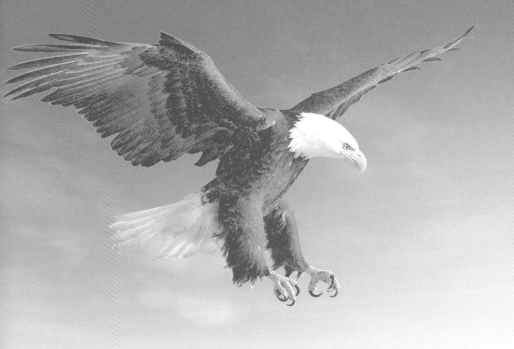

大展好書　好書大展
品嘗好書　冠群可期

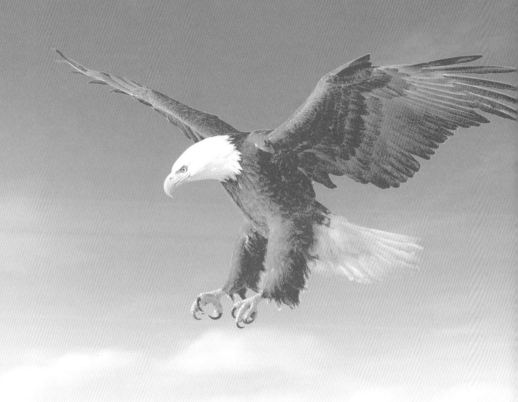

大展好書　好書大展
品嘗好書　冠群可期